中药药理学研究简述与实例分析

主　编　赵建平
副主编　连妍超　冯振宇　李跃进　陆　军
编　委　（按姓氏汉语拼音排序）
郭志宏　贺志凤　刘旺鹏　秦凤凤
王宏红　王志恒　杨立丽　张　宁

科 学 出 版 社
北　京

内 容 简 介

本书依次介绍了中药药理学的发展、中药药理学实验设计、统计方法、动物模型、药理研究、药效研究等内容，同时提炼了赵建平在中药药理学方面相关的研究成果，并作为实例演示穿插进各个章节以阐释重点难点。第一章梳理了中药药理研究的发展变化、研究内容与思路；第二章主要阐述了中药药理研究的设计原则与具体设计环节；第三章根据实验目的的不同，分别介绍了相对应的实验设计方法、指标选择、数据处理与分析等方面的内容；第四章依托赵建平教授现有研究成果进行了解表药、清热药、祛风湿药、补益药的具体研究实例分析。

本书可供中医药类高校及科研院所教师、研究人员及研究生参考使用。

图书在版编目（CIP）数据

中药药理学研究简述与实例分析 / 赵建平主编. —北京：科学出版社，2023.1

ISBN 978-7-03-073531-7

Ⅰ. ①中…　Ⅱ. ①赵…　Ⅲ. ①中药学-药理学　Ⅳ. ①R285

中国版本图书馆 CIP 数据核字（2022）第 212919 号

责任编辑：鲍　燕　李　媛 / 责任校对：刘　芳

责任印制：赵　博 / 封面设计：陈　敬

科 学 出 版 社 出版

北京东黄城根北街 16 号

邮政编码：100717

http://www.sciencep.com

北京凌奇印刷有限责任公司印刷

科学出版社发行　各地新华书店经销

*

2023 年 1 月第　一　版　开本：787×1092　1/16

2025 年 7 月第三次印刷　印张：8 1/4

字数：184 000

定价：58.00 元

（如有印装质量问题，我社负责调换）

前　言

赵建平专家长期从事中药制剂及质量标准、中药新药药理研究，多年来在上述领域共有六项成果获山西省科技进步奖二等奖，一项成果获山西省科技进步奖三等奖，其中“风湿宁胶囊治疗痹症的临床前研究”项目2010年获科技部“新药创制重大专项”支持。现主持科技部国际合作项目1项，国家自然科学基金面上项目1项，山西省国际科技合作项目1项。先后主持省部级课题3项，厅局级课题3项，作为项目组副组长参与国家新药创制重大专项1项，参与省部级课题2项，发表学术论文40余篇，主参编著作6部。2010年被评为山西省劳动模范，同年获“全国百姓放心医院优秀管理者”称号；2011年获“中华中医药学会科技之星”称号；2013年荣获“中国医院优秀院长”称号。

本书从中药药理学的发展开始介绍，依次分章节介绍了中药药理学实验设计、统计方法、动物模型、药理研究、药效研究等多环节的研究内容与研究设计，并且总结提炼了赵建平名老中医药专家中药药理学方面相关的研究成果作为实例演示，具体翔实地穿插进各个章节以阐释重点、难点。比如以风湿宁胶囊的药理学研究为例，对于抗风湿药应当选取什么指标、如何设计实验、选取适宜的统计方法、科学地建立合适的动物模型，都会结合论文中的实验设计来进行讲解。希望读者可以从中得到引导与灵感。

编　者

2021年8月1日

目　录

第一章　学术研究背景与研究内容

一、中药药理研究的发展概况

中药药理学是以中医药基本理论为指导，运用现代科学方法，研究中药和机体相互作用及作用规律的一门学科。中药是指以中医学理论为基础，用于防治疾病的天然药材；机体则指人体、动物体及病原体。中药药理学的研究内容分两部分，即中药药效学和中药药物代谢动力学。中药药效学是用现代科学的理论和方法，研究和揭示中药药理作用产生的机制和物质基础。中药药物代谢动力学是研究中药及其化学成分在体内的吸收、分布、代谢、排泄过程及其特点。

中药药理学是中药学的分支学科。历经几千年的发展，中药学的研究已经有了成熟的理论体系，但是用现代科学的理论和方法去研究和揭示中药功效产生的药理学基础、物质基础及中药的体内过程则始于近代。

中药药理学作为一个完整而独立的学科，是在 1985 年正式确立的。国内中药药理研究始于 1923 年陈克恢自美留学归国后在北京协和医学院与史米特、伊博恩等共同研究当归、麻黄的药理作用。现代中药药理学的发展大致经历了三个时期。

（一）20 世纪 20～40 年代

中国近代中药药理研究初期以陈克恢、伊博恩等对于麻黄素及相关化合物的研究为代表，这些研究为北京协和医学院国内外药理学家所做，并依托于该系拥有的洛克菲勒基金会援助之实验仪器和设备，故研究比较深入和广泛，在当时达到了国际先进水平；中期以经利彬、刘绍光等学者的研究为代表，他们大多为欧美留学归国人员，掌握了先进的科学理论和实验技术，取得了令世界瞩目的成绩；后期由于受战争影响，研究成果较少，但在常山、鸦胆子等药理研究方面亦有相当成果。这一时期的研究不仅起到了开创性的作用，而且形成了延续至今的研究思路，即从天然药材中提取化学成分，通过筛选研究确定其有效成分，与天然药物研究模式极为相似。

20 世纪 30 年代初期，伊博恩、赵承嘏、冯志东、朴柱秉等离开北京协和医学院，分别加入上海雷士德医学研究院、国立北平研究院等机构；同时，国民党北伐成功，提倡学术研究，除先后成立中央研究院及北平研究院外，并于全国经济委员会内成立卫生实验处；各医学院校也加以改组，充实师资和设备，于课余从事研究工作。20 年代麻黄研究的惊人成就，予中药研究者以极大鼓舞，因此中药研究成为 30 年代朝野一致提倡的学术活动。当时进行专业中药药理研究的机构有国立北平研究院生理学研究所、全国经济委员会卫生实验处药物研究室、国立北平研究院与中法大学药物研究所、上海雷士德医学研究院生理科学组及国立上海医学院药理学系等。据不完全统计，在1934～1935年近2年的时间里，上述机构发表论文47篇（含同一文章发表于不同刊物），取得了很好的成果，之后随着抗日战争的全面爆发，中药药理研究一度停滞。

（二）20世纪50～80年代

中华人民共和国成立后，在国家与行业部门的引导支持下，中药药理学研究有了更加广泛与深入的发展。

中药药理研究着重在抗癌药、心血管系统及免疫系统药物的研究，其占比约50%。其中大部分是单味药的研究，约占 87.8%；复方研究仅占 12.2%。研究的制剂也不断纯化，单体及总成分的制剂比例从20世纪60年代的8.1%增加到1983年的44.8%。但是仍未广泛开展复方的研究与基础理论的研究。

标志性成果有丹参、川芎、冠心2号方活血化瘀作用研究，延胡索镇痛镇静作用研究，清热解毒药抗菌抗病毒作用研究等。初步揭示了这些中药药理作用的同时，还发现和确定了许多中药的有效成分，如小檗碱、川芎嗪、青蒿素、葛根黄酮等。

（三）20世纪90年代后

进入20世纪90年代，中药药理学研究的方向主要分两条：一是天然药物学研究思路，二是突出了中药复方的整体研究。著名药理学家周金黄教授提倡五个结合，形成中药药理学学科的基本构架，中药药理学的研究逐渐专门化、规范化。中药作用机制研究在此阶段有了较明显的提高，许多单味药的研究已经深入到细胞水平、分子水平甚至基因水平。一直困扰学术界的中药粗制剂体外研究的方法学问题，随着中药血清药理学的研究发展也得到了一定程度的解决。同时中药的毒理研究也有了较大的进展。更加重要的是中药复方研究的思路与方法渐渐形成了体系。复方中药是中药预防疾病的主要方式，中药复方具有丰富的中医理论，是目前医药利用中最为复杂、难度最大的研究之一。

总之，随着医药技术的进步，中药药理学的研究方法也在不断进步，同时也面临着新的挑战和机遇。总结已有的研究成果，发现问题并解决问题，提出更合理、更科学的研究方法使得研究更深入是中药药理学研究过程中一直追求的目标，不过这还需要临床工作的进一步探索。

二、学术研究的主要内容

（一）中药药性理论的药理研究

在宋代以前，“药性”一词的含义已有广义、狭义之分。广义的“药性”，泛指药物的各种性质，包括寒热温凉、质地润燥、功效、配伍等。狭义的药性，则专指药物的性能。现代药理所研究的药性多指药物内在物质所决定的与临床治疗相关的性质，其中包括药物的毒性及寒热之性等相关内容，包括“四气”“五味”“升降浮沉”“法象”“归经”“七情”“十剂”等许多内容。

寒凉、温热药性是其所含有效成分作用于机体的客观反映，有研究认为中药所含化学成分是其产生药理作用的基础，与其寒热药性具有密切关系。20 世纪 80～90 年代，严永清选取 400 多种常用中药，运用统计学方法对其化学成分和寒热药性进行相关性分析，结果显示辛温药大多含挥发油成分，苦寒药多以生物碱、蒽醌苷、强心苷、皂苷为主要成分；甘平药的化学成分中糖类较多。李武等对 212 种寒凉药物进行分析，提出寒凉药物主要来自菊科、豆科、百合科、禾本科的植物；药效主要涉及涌吐、清热、利水渗湿、平肝息风；且消炎杀菌药多来自生物碱类，强心药多来自苷类，故清热药与其功用之间存在物质基础。

早在 20 世纪 60 年代，侯灿对 72 种中药的研究分析发现大多数寒性药具有退热、抗菌、抑制作用，而热性药具有兴奋、刺激作用。陈群等则通过检测反映能量代谢强弱的琥珀酸脱氢酶的变化，发现热证时琥珀酸脱氢酶活性升高，用清热中药治疗后活性有所降低，即能量代谢减弱。陈锐群等发现清热药可抑制 Na^{+}-K^{+}-ATP 酶的活性。彭淑红等对寒性中药的研究认为寒性中药可能通过降低肝脏线粒体琥珀酸脱氢酶的活性从而减少 ATP 的生成，降低肝脏 Na^{+}-K^{+}-ATP 酶、Ca^{2+}-ATP 酶的活性从而减少 ATP 的消耗，起到调节肝脏能量代谢的作用。

寒性、热性中药对中枢神经递质都有影响，寒性中药对其有抑制作用，而热性中药能兴奋中枢神经递质，目前已经有诸多文献支持这个观点，例如温阳药和补气药均能提高脑内去甲肾上腺素（NE）、多巴胺（DA）递质含量，提高血清多巴胺-β-羟化酶（DβH）活性，增加肾上腺皮质激素含量，同时降低脑内 5-羟色胺（5-HT）的含量。同时寒性中药能降低交感神经的兴奋性，可能增强副交感神经的兴奋性；热性中药能加强交感神经的兴奋性。梁月华等发现寒凉药可以降低心率、DβH 活性，温热中药可以增强心率、DβH 活性。寒证患者用温热性方药治疗后，尿内儿茶酚胺、17-羟皮质类固醇排出量迅速增加；而热证患者用寒凉性方药治疗后，尿内儿茶酚胺、17-羟皮质类固醇排出量明显减少。

寒性、热性中药还对机体其他激素的分泌具有调整作用。如金星等发现寒性中药复方可使大鼠血清促甲状腺激素水平下降，垂体内促肾上腺皮质激素及黄体生成素释放减少。寒性、热性中药影响信号物质如激素递质释放而引起的药理作用，与第二信使尤其是环磷酸腺苷（cAMP）及环磷酸鸟苷（cGMP）的生成有密切关系。余惠曼等的研究发现温热药可提高促 cAMP 生成的腺苷酸环化酶的表达而导致 cAMP 的合成增多，而寒凉药则降低腺苷酸环化酶的表达。

对于药性的基础研究，匡海学教授的“中药性味科学内涵新假说”提出“中药同时具有性（气）与味，性（气）与味是中药（包括方剂、单味中药、有效部位或组分、单体化合物）同时兼具的两种特性。药味与药物的具体功效相关”。其采用超高效液相色谱-四极杆-飞行时间质谱联用（UPLC-QTOF-MS）法确定了 18 个与能量代谢相关的内源性生物标志物，而这些代谢物主要通过参与氨基酸代谢、糖代谢、花生四烯酸代谢、磷酸戊糖途径来影响机体的能量代谢。而王秋红等借助蛋白质组学研究思路与技术，针对复杂生物样本的特殊性，开发了全新的目标蛋白富集、目标蛋白定性定量——iTRAQ 技术，基于此建立了温热中药（附子、干姜、花椒）对机体肝脏组织的能量代谢及物质代谢相关蛋白定量的方法。结果表明，热性中药附子、干姜、花椒影响机体物质代谢和能量代谢主要通过两条途径来实现。一是主要通过调控代谢相关蛋白的表达，如通过上调糖原磷酸化酶、尿苷二磷酸-葡萄糖-6-磷酸脱氢酶、磷酸烯醇式丙酮酸羟激酶等相关蛋白的表达，调节丙酮酸代谢、三羧酸循环、脂肪酸代谢、糖代谢（淀粉-蔗糖代谢、核糖体、糖酵解/糖异生）等途径的相关蛋白的表达影响机体代谢过程，加快肝糖原分解，减少糖原合成，增加体内热量的产生；并通过上调 *O*-肉碱棕榈酰转移酶 2、醛脱氢酶 X 蛋白的表达，促进脂肪酸代谢，增加体内热量的产生；通过过氧化物酶体增殖物激活受体（PPAR）途径上调乙酰辅酶 A（CoA）合成酶，增加乙酰辅酶 A 的生成，进入三羧酸循环氧化供能，使热量生成增多；通过花生四烯酸代谢途径，上调细胞色素 P4503A18，调控参与类固醇激素的合成，可促进激素转化，减少其灭活和排泄，增强机体代谢过程。二是热性中药附子、干姜、花椒通过调控氨基酸代谢相关蛋白的表达，如通过氨基酸代谢途径，上调蛋白醛氧化酶 X、*D*-氨基酸氧化酶水平，增强体内氨基酸代谢、生酮或生糖氨基酸的分解代谢，产生三羧酸循环的中间产物或转变为糖或继续氧化提供能量；通过上调类固醇 17-α-羟化酶的表达，调控参与类固醇激素的合成，促进生物体内类固醇代谢，并能通过 *N*-聚糖生物合成途径，上调 *N*-聚糖生物合成途径中的多萜基二磷酸寡聚糖蛋白糖基转移酶 1，提高对能量的利用；通过脂肪酸生物合成途径，下调脂肪酸合酶的表达，提高对机体能量的利用；通过胰岛素信号通路上调相关的蛋白糖原合酶，使糖原合成增多，耗能增多。这与匡海学教授此前提出的理论与相关研究成果是一致的，并且提出了评价中药寒热药性的普适性方法。

中药药性的现代分析方法有：①中药药性本质多元学说：中药药性物质组学是研究中药药性物质组组成、作用及其相互关系的科学。以中药药性物质组为研究对象，用现代科学技术如原子吸收光谱法、化学计量法研究中药药性的本质，并借助计算机分析比较被测各元素与中药寒、凉、温、热之间的关系。尽管该方法采用现代科学技术手段，设计缜密，但把功能主治归结于化学元素的作用有所偏失。中药药性与生态因子有一定关联性，比如，凉性药材更多地分布在腐殖土和沙土中，略多地分布在寒冷的环境中。中药的有效化学成分是中药药性的物质基础，同时中药的有效化学成分会受到生态因子的影响。从分子水平认识中药，中药是一个复杂的分子巨系统，对于复方来讲，其分子组成更加巨大、复杂，面对如此复杂的分子巨系统，要将某种中药或某个复方的物质组成完全分析清楚，在目前的技术条件下是难以实现的，而且温热或寒凉药中各种物质分子的药性并不都是温热性或寒凉性，也就是说在温热药中可同时含有寒凉的物质分子，寒凉药中可同时含有温热的物质分子。例如，大黄中的番泻苷是其泻下作用最强的有效成分，同时含有的鞣质可收敛止泻。每个化学分子都与中药整体药性有关，但每个分子都代表不了中药整体药性。②基于生物热动力学的中药四性研究：通过建立中药四性的生物热谱图和热力学模型研究四性。③中药药性物质论：中药寒热药性的生理生化指标评价从寒热药性明确的常用中药出发，探讨了多个生理生化指标与中药寒热药性的关联关系，为中药药性的研究提供了新的思路。但此类研究多是从某个侧面研究相关药性与药物的作用规律，缺乏严密的实验设计和验证，选取的评价指标也不能代表药性的整体内涵。中药指纹图谱数据库分别从无机元素、初生物质和次生物质三个层面研究药性与物质成分的关系，中药药性物质基础的研究主要是从成分要素的角度探寻引起机体寒、热变化的物质基础，这是一种直观、可行的思路。但是引起寒、热变化的机体代谢调节点较多，不同药物成分可以作用于相同或者不同的环节引起机体的寒、热变化。根据微量元素的含量对中药药性寒、热、温、凉进行分类脱离了临床实践。从中药蛋白质成分的电性特征的角度探讨应用全电性离子色谱研究中药药性物质基础的规律性。中药药性物质论研究虽然总结出了一定的规律，但总体状况仍是工于分析解离，疏于还原整合，得出的结论难免牵强附会，与中医药学的整体观、系统观相背。④药效反推法：就药效反推法来看，药性与功效之间的多选性普遍存在，同一药性可以通过不同的功效反推得到。因此，中药药性形成具有多源性特征。⑤用统计法对中药药性与功效的关联性进行研究：采用文献学研究方法对文献进行整理和归类分析，对药性进行规律性总结，从文献角度挖掘药性内涵。对中药进行统计学的分析来探求四气标定的规律。⑥用数据挖掘技术对中药药性与功能数据进行挖掘：数据挖掘技术对中药药性与功能数据进行挖掘，如基于 J2EE 的中药药性实验数据共享平台、利用人工神经网络对中药药性进行研究、中药药性与功效数据库的建立、计算中药学等。数据挖掘能够从数据中发现隐含的规律和知识，有多种用途，包括预测新功效、预测药性、预测中药缺失药性、分析不同归经之间的关系。数据挖掘技术目前已成为中医药研究的重要技术之一。

（二）中药药味理论的药理研究

现代医学认为，中药之所以有五味，是与药物所含化学成分密切相关的。酸味药的酸多源于有机酸和鞣质等，许多酸味药如五倍子、金樱子、石榴皮、诃子等含丰富鞣质，五味子、乌梅等富含的有机酸，均有明显的收敛作用。苦味药的苦味多源于生物碱、苷类和苦味质，口感最为强烈，对调节人体健康长寿和调节人体情绪大有益处，如黄连、黄柏都含有小檗碱，均具有抗菌消炎作用。甘味药的甘味多源于糖类、苷类、氨基酸、蛋白质和维生素类等，主要存在于植物的根、果实和种子中，如大枣、甘草、党参、熟地黄等。植物性中药的糖类主要是单糖和低聚糖（多糖虽无甜味，但水解后可生成单糖和低聚糖）。辛味药的辛味多源于挥发油、皂苷及生物碱类，尤以来源于唇形科、伞形科、菊科、芸香科、樟科、姜科等植物的中药多见，如枳实。咸味药的咸味主要来源于碘和中性盐所显示的味，除氯化钠外，还有氯化钾、氯化镁和硫酸镁等，主要存在于矿石和海藻类药物中，如昆布、海藻含碘，芒硝含硫酸钠等。

以有机酸和鞣质为主要有效成分的酸味药一般具有收敛和固涩的作用，如乌梅、五味子、覆盆子（主含有机酸）具有收敛止汗、涩精止遗缩尿的功能，诃子、金樱子、石榴皮（主含鞣质）具有涩肠止泻的功能等。以生物碱、苷类、苦味质为主要有效成分的苦味药一般具有泻下、泻火、降逆、燥湿的作用，如黄连、黄柏（主含小檗碱）泻火，大黄（主含番泻苷）泻下，杏仁（主含杏仁苷）降气，苍术燥湿等。以糖类、苷类、氨基酸、蛋白质、维生素为主要成分的甘味药一般具有补养缓和的作用，如人参大补元气，大枣补益和中，甘草调和诸药、缓急止痛等以补养机体，提高机体的免疫功能和抗病能力。以挥发油、苷类、生物碱为主要有效成分的辛味药一般具有发散、行气、止痛的作用，如解表药，具有促进发汗、改善微循环、抗菌抗病毒、健胃解痉止痛的功效。理气药能兴奋胃肠道平滑肌，使其收缩加强、蠕动增加以利胃肠积气排除，缓解腹胀、疼痛症状或抑制胃肠道平滑肌以解痉止痛，如红花、桃仁活血行气止痛等。以无机盐和碘为主要有效成分的咸味药一般具有软坚、润下的作用，如含碘的昆布、海藻，清热化痰、软化瘿瘤（甲状腺肿），含硫酸钠的芒硝润下通便等。

对药味的研究大部分以药理功效具体成分与作用原理为主。比如蒋建东团队通过对基因序列、细胞、动物实验及临床患者的研究，阐明了小檗碱降血脂是通过上调低密度脂蛋白受体（LDLR）表达的分子机制，除此以外，小檗碱还可以通过激活腺苷酸活化蛋白激酶（AMPK）和增加胰岛素的活性达到降低血糖的作用。Lee 等从大黄中分离出大黄酸进行抗糖尿病实验研究，结果表明大黄酸可以起到增强胰岛素刺激的葡萄糖转运的作用，这一作用可能与其增加大鼠成肌细胞的 Glut-4 表达有关。

也有许多药味的研究以物质基础与微观靶点为方向。以胡亚楠的苦味药的药味基础研究为例，其用 Apriori 算法挖掘了苦味、清热解毒、活血化瘀中药与药理作用的关系，以规则支持度为依据，筛选药性和功效与药理的关联规则结果；以苦味、清热解毒、活血化瘀及各自相关联的药理为节点构建功效-药理网络，从宏观层面（药理层面）研究苦味与清热解毒、活血化瘀的关系；以规则支持度及规则包含蛋白个数为依据，筛选药性和功效与多个靶点蛋白的关联规则结果。其中，包含蛋白个数较多且支持度较高的结果作为强规则，用于药性及功效的相关药理研究和分子网络构建。研究分别从药理和靶点蛋白两个方面，探讨了药性、功效与药理，药性、功效与靶点蛋白之间的相关关系。同时研究了苦味口尝味和功能味靶点之间的异同，靶点参与药理作用的异同。基于蛋白质之间的相互作用构建蛋白互作网络，引入模块分析方法将网络模块化，从模块功能这一介观层面研究苦味与清热解毒、活血化瘀功效之间的味效关系；基于细胞间的信号传递，利用网络定性仿真方法构建苦味表达清热解毒、苦味表达活血化瘀治疗冠心病的细胞信号通路生物网络，从微观层面研究苦味与清热解毒、活血化瘀的味效关系，并基于构建的味效-疾病网络对中药有效组分群进行辨识。针对中药口尝味和功能味是否一致这一关键科学问题，研究以苦味为例，从宏观（药理）、介观（功能模块）、微观（靶点蛋白）多层面论证了口尝味和功能味的一致性；针对中药药性-功效机制不清的关键科学问题，提出基于关系的网络模型研究方法，从宏观（药理）、介观（功能模块）和微观（细胞信号通路）多层面、多尺度研究了苦味和清热解毒、活血化瘀功效味效发生的关系。

（三）中药归经理论的药理研究

中药归经是研究中药对人体病变部位选择性治疗作用的定位药性理论。现代实验研究中药归经的本质是探索中药产生治疗作用的途径，药物是怎样选择性地定位于病变部位，而病位又是如何与药物结合的。中药归经理论的现代研究主要分为两个方面：一是由中药有效成分的体内分布及其作用部位揭示归经理论的内涵；二是阐明药理效应指标与中医脏腑的相关性，借以诠释归经的本质。

其原理或以中药有效成分在体内的分布为基础，或以药理药效作用的靶器官为依据。例如大黄浸膏灌胃给药，可使大肠运动加强，如结扎阻断小肠和大肠交界处，再将蒽醌苷注入小肠，药物仍在大肠起作用。表明大黄致泻作用与其泻下成分主要分布在大肠有关，这和中药学认为大黄归大肠经是一致的。又或者，槟榔含有乙酰胆碱，与心脏受体结合产生抑制作用，能减慢心率，降低血压；与胃肠受体结合则产生兴奋作用，增强胃肠蠕动。说明古人言其归心、胃、大肠经是正确的。

由于现代医药学家研究中药归经所应用的原理和手段不同，所以造成了认识归经的方法多种多样。实验研究归经的方法主要有以下几种：有效成分分布法根据有效成分在体内分布的原理，运用药物动力学技术的同位素示踪、放射自显影及高效液相色谱分析法，观察中药有效成分在体内组织脏器的分布特点，以此说明中药有效成分的体内分布与中药归经的关系；环核苷酸检测法以药理药效作用的靶器官为原理，应用放射免疫测定技术，检测各组织、器官中环核苷酸浓度的变化，来确认药物对某脏器或组织的选择性作用，以此说明环核苷酸与中药归经的关系；受体学说研究法根据受体学说的理论，利用电镜技术、放射性同位素标记，观察中药的有效成分与受体结合的特点，来说明中药归经与受体的关系。

同时随着信息技术手段的不断进步，利用大数据分析的各种统计学方法也不断被引入。例如吴智勇利用检索相关文献收集信息，建立数据库系统，标准化处理信息，分析数据信息的频数、频率，对归肺经中药性味、临床功效、药理作用构成规律等加以总结。有研究发现，19 种中药单归肺经，占比为 14.84%，62 种中药有两种归经，占比最高（为 48.44%）。在归肺经中药中，最常见的是寒性药，占比为 49.22%。在归肺经中药中，最多见的药味是苦味、甘味、辛味。归肺经中药主要以植物为来源，占比为 89.84%，来自矿物和动物的则并不多见。在归肺经中药中，主治疾病的部位，有时是单一的，有时是 2～3 个，甚至更多。其中有 109 种主治疾病位于肺脏，占比为 85.16%；44 种主治疾病位于皮肤，占比为 34.38%；22 种主治疾病位于咽喉，占比为 17.19%；10 种主治疾病位于鼻，占比为 7.81%；126 种主治疾病在肺系脏器组织，占比为 98.44%。

虽然基于中药的体内分布和中药对生化指标的影响，开展的归经理论实验研究方法和指标不断翻新，但存在的问题依然十分突出，主要表现在如下几个方面。其一，中药归经学说是建立在中医脏腑学说与经络学说之上的药性理论，中医学的脏腑不是解剖学意义上的脏器。这就决定了中药归经的具体部位不可能是纯粹的解剖学脏器和组织，因而即便发现中药的脏器组织分布与中药的传统归经（脏腑）大体吻合，也不能得出中药归经的实质是药物活性成分在体内某些脏器的高浓度分布的结论。其二，以中药所含某一成分的体内分布部位探讨中药的归经，是复杂问题简单化处理惯用的方法。这一研究的可靠前提是中药所含单一成分必须是中药传统功能主治的唯一物质承担者，否则，任何单一成分都不能代表该成分所来自的中药。其三，开展基于体内代谢的中药归经研究，通常采用健康动物。因此。利用健康动物开展中药体内代谢与归经关系的研究，忽视了正常和疾病状态下中药体内代谢的差异性，背离了归经理论产生的临床背景。

（四）中药毒性的药理研究

中药是在中医药理论指导下使用的药物，其“毒”的含义和现代药学“毒”的含义不尽相同。祖国医学对中药毒性的认识有广义和狭义之分，广义的毒性在古代医药文献中常是药物的总称，认为中药的毒性具有普遍性，凡药皆有毒，药物之所以能治病，就在于其具有某种偏性，通过此偏性来纠正机体阴阳的偏盛偏衰，协调脏腑功能，故常将药物的寒、热、温、凉等偏性也纳入广义毒性的范围。狭义的毒性是指药物对人体作用强弱的不同或专指药物的毒性作用，能损害机体生理功能，产生病理变化，甚则危及生命的药物。

现代医学对药物毒性的研究形成了专门的学科毒理学——研究外源性化学物质对生物体的毒性作用、严重程度、发生频率和毒性作用机制的学科，也是对毒性作用进行定性和定量评价的科学。毒理学用药物中毒剂量、半数致死量及最大耐受剂量来评价药物的毒性，仅适合于化学成分明确的药物。中药与化学药物不同，中药成分复杂，各成分之间相互协同，相互制约，作用于多个靶器官，其药效和不良反应不能单从某几个成分的含量来判断，中药的活性或毒性物质各种成分之间角色转换，相互制约，与人体之间存在着非线性关系的复杂作用系统，决定着中药“毒-效”整合分析研究必须牢牢把握其作用的调整转换特征，这种特征本质上体现为中药复方进入机体后会发生治疗效应和毒性效应的关系转换，这就要求我们去寻找最佳的切入点，让中药“毒-效”整合分析研究不能仅限于复方本身，而要在中医药理论指导下，运用现代科学技术，阐释中药“毒-效”关系的科学内涵。目前在中药“毒-效”整合分析方法学研究方面，主要包括中药炮制减毒增效、中药配伍减毒增效、中药毒性物质基础辨析、中药毒性成分体内过程探寻、中药毒性机制揭示等，多采用中药化学物质组学、网络药理学和系统生物学方法开展相关研究。

以代谢组学为例，代谢组学从代谢网络终末症状全面反映生物体的功能，并分析由各种外界刺激引发的代谢变化，与中医的整体观相一致，在中药毒性研究中发挥越来越重要的作用。采用多种代谢组学分析技术并结合不同数据库，全面了解中药引起生物系统内复杂的生物化学变化，可以捕捉具有特殊生物学意义的内源性代谢物。与单分析技术相比，多分析技术接近于所谓的“万能分析”。例如 Ma 等采用超高效液相色谱联合质谱（UPLL-MS）技术分析牵牛子处理的大鼠尿标本，结果提示牵牛子乙醇提取物可引起大鼠尿液中 8 种内源性代谢物发生显著变化，可能通过干扰代谢通路潜在调节机制而引起肾功能损害。

目前中药毒理学主要偏重定性的毒性评价，而对阐明药物的毒性发生机制、毒性作用在服药者中发生率的个体差异等方面的研究不多；对如何在中药开发、申报、销售及毒性作用检测过程中发挥中药毒理学的主动作用等方面的研究不多；缺乏评价中药毒性级别的客观实验数据，尤其是对中药安全性评价重视不足，有毒中药所特有的减毒增效限量标准和作用机制未能进行充分、深入的研究。

（五）中药炮制对药理作用的影响研究

中药炮制是在中药理论基础上，依据临床要求和中药自身特点的差异而发展起来的一种制药技术。中医临床用药的一个重要特点是有些药材必须经过加工才能使用，而中药经过加热和添加辅料后，其化学成分可能会出现变化，有些成分可能呈现量的变化，有些成分可能呈现质的变化，不同的化学成分使药物本身的药理作用出现变化。比如四气五味、升降浮沉、毒性、归经、功效，这种联动关系影响着内含成分的量效关系。

炮制前后药性的变化可以分为生寒熟温与寒者益寒、生热熟凉与热者益热、生苦熟甘与生味熟异。生寒熟温、生苦熟甘、生泻熟补的典型是地黄。生地黄苦寒清热，炮制成熟地黄后则甘温滋补。黄连大苦大寒，再用苦寒的胆汁炮制，其寒性更强，则为寒者益寒。天南星温热，燥湿化痰，用胆汁炮制成胆南星后就变成寒性药，可清热化痰，则为生热熟凉。仙茅温肾助阳，再用大辛大热的黄酒进行炮制，则为热者益热，使温肾助阳作用更强。而对于这种变化的药理学研究，我们以生晒参为例。生晒参是新鲜人参经稍微烫煮而成，性味甘平或甘凉；红参即新鲜人参经蒸制而成，性味甘温。现代中医学者发现人参炮制前与炮制后的化学成分不同，并认为这可能是造成人参生寒熟温的原因。如石婧婧等通过超快速液相色谱-三重四极杆-线性离子阱质谱（UFLC-QTRAP-MS/MS）法比较生晒参与红参中皂苷成分的差异，发现两者所含人参皂苷的种类存在明显差异，红参中含有某些特有人参皂苷成分。此外，现代中医学者发现人参炮制前与炮制后的药理药效亦不同，余惠旻等通过微量量热法测定生晒参和红参的生物热效应，发现后者可增加细菌在生长代谢过程中释放的热量，而前者可减少细菌在生长代谢过程中释放的热量，证明红参偏温，而生晒参偏凉。王丽娜等通过比较生晒参与红参对小鼠出血时间和凝血时间的影响，发现红参组的出血时间和凝血时间均长于生晒参组，证明红参的抗凝血作用强于生晒参。此外，王丽娜等通过比较生晒参与红参对代谢功能的影响，发现红参组大鼠较生晒参组大鼠而言，饮水量增加而尿量减少，证明红参偏温，而生晒参偏凉。

中药炮制后五味也发生了变化，包括生味熟减和生味熟增，各药有各药之味，制熟后可以减味，也可以增味。生地味苦，制熟后味甘，主要是单糖含量增加，减少了苦味，增加了甘味。山楂味酸，炒后有机酸降低，所以减少了酸味。生白矾味酸，煅成枯矾则增加了涩味。一般来讲，炭药、煅药多增加涩味，而蜜炙多增加甘味，酒炙多增加辛味，醋炙多增加酸味，盐炙多增加咸味。

中药炮制后升降与归经也可能产生变化，生降熟升，如黄柏清下焦热，清泻肾火，经酒制之后也上行清头目之热；经盐制之后，滋阴降火的作用增强，即降者益降。生经熟异是指炮制后改变归经，如生姜发表散寒入肺经；制成煨姜后暖脾止泻而入脾胃经；干姜则回阳救逆而入心经；炮姜温经止血专入脾经。生地黄清热凉血入心经，熟地黄滋阴补血入肾经。一般用醋炙先入肝经，用盐炙先入肾经，用蜜炙先入脾经，用姜炙先入肺、心经。

炮制同样可以增效减毒，比如马钱子为大毒之品，以油炸或砂烫后，可使士的宁及马钱子碱开环氧化，形成异士的宁的氮氧化物及异马钱子碱的氮氧化物，而降低毒性；半夏与白矾、生姜共煮，可降低毒性，其减毒可能是由于铝离子与半夏的某种成分螯合所致。朱诗塔等建立大鼠急性寒凝血瘀证模型，观察了各种大黄炮制品活血化瘀作用的差异，结果发现活血化瘀作用最强的是酒大黄，熟大黄次之，而生大黄具有一定的活血化瘀作用，但较酒大黄和熟大黄明显减弱，活血化瘀作用最弱的是大黄炭，说明中药炮制可以增强药用效果。

炮制也会对药物的功效产生影响。比如生泻熟补分为两个方面，一是直接泻下，但炮制后滋补，如何首乌、大黄等；另一个是间接泻下，即降低机体功能。其他生熟药物的功效差异还包括生猛熟缓，如大黄、牵牛子、甘遂、大戟；生毒熟减，如乌头、马钱子、斑蝥、巴豆；生效熟增，如延胡索；生行熟止与生凉熟止，如蒲黄、地榆、槐米；生打熟补，如三七。蒲黄炮制后可止血活血，即止血不留瘀。槐米在炮制后具有双向作用，其药理机制在于槐米的主要药效成分芦丁在炒炭后生成槲皮素，槲皮素的增加使止血作用增强。另外炒炭后还可使抗止血成分异鼠李素降低，从而反向增强止血作用。因此，槐米炮制后具有使止血成分增加，止血作用增强，抗止血成分降低而增强止血的双重作用。

目前，中药炮制机制从化学成分的变化角度来看，主要是对中药在炮制前后的毒性成分的变化进行研究，或者对中药的有效性变化进行分析。中药的有效性主要是指患者在服用药品之后对病情的治疗效果，而其毒性成分是指药品本身所含的毒性物质，所以说对中药的有效性和毒性成分进行分析可以有效地反映出炮制的作用，从而分析出该炮制过程对药物化学成分的改变情况。比如中药的成分与药效之间有着紧密的联系，可以利用这一特性对中药进行炮制研究。决明子，清热明目、润肠通便。李桂柳等通过对比决明子炒制前后 HPLC 指纹图谱发现，炒制过程使决明子中结合型蒽醌苷类成分向游离型蒽醌苷转化，决明子炒制后结合型蒽醌苷类成分含量下降，以致通便作用减弱，而对清肝火平风热的功效影响较小。

现今，我国对中药炮制机制的研究还是停留在炮制前后药品化学成分或者药效的变化层面之上，而对中药炮制前后药效成分的体内药物代谢动力学的研究甚少。同时，对中药炮制前后配伍机制的研究还停留在药理作用的变化，而对混合药剂在炮制前后药理变化的研究却很少见。由于不同的药品在炮制前后其化学成分及药效成分的药物代谢动力学都会有很大的差异，所以对单一中药进行炮制前后药理变化的研究并不能代表混合药剂的药理变化。因此，在对中药进行炮制机制研究的时候，需要对同一药品在不同复方中的效果进行分析，然后分别进行炮制后的配伍机制分析，而不能通过单一药品炮制前后其效果的差异来决定整个混合药剂的药理变化。

（六）中药药理作用的特点及研究思路

1. 中药药理作用的特点

（1）多靶点多效应：因中药成分的复杂性，其在临床应用中发挥的作用呈多效性。比如金银花含有丁香油酚、苯甲醇、芳樟醇、亚油酸甲酯等有效成分，不仅可以抗炎解热、抗内毒素，还具有降血脂、增强免疫功能等作用。

（2）作用温和、缓慢、持续：许多中药作用比较温和，但持续时间较长，比如在癫痫治疗中，中药天麻起效比西药苯妥英钠晚，但其作用时间更持久；又如，与西药强心苷类药物比较，人参增强心肌收缩力的作用相对较弱，但其作用持续时间更长。大部分中药发挥作用较慢，有些中药需要多次使用后才能将其药理作用发挥出来，比如党参、黄芪等要多次服用才能提高机体免疫能力、改善人体应激能力；又如钩藤煎剂连用 5 周才能使血压降低。

（3）复杂的量效关系：一般化学合成药物在绝对范围内，其药理作用随剂量增多而增强。但中药却与之存在较大差异，在相对条件下，部分中药存在明确的量效关系，部分中药展示的量效关系相对混乱，少数中药存在高、低剂量效果相反的情况。比如小剂量木香可促进离体兔耳血管扩张，高剂量则会发生收缩反应。

（4）双向调节作用：中药的双向调节作用，是近代中医药研究中出现的新术语。它是指某些中药具有性质相反的性能、功效、主治，可用以调节性质相反的两种病理状态，使之恢复至正常水平。中药的双向调节作用是中医药治病的特色和优势。从总的方面来说，中药双向调节作用的发挥，取决于药物和机体两个方面的因素。中药所含的拮抗性成分是其产生双向调节作用的物质基础，机体功能状态的不同及体质类型的差异，可以对作用相反的两种成分的反应不同，由此表现出双向调节作用。同时中药炮制、剂量、配伍等因素可直接影响到中药有效成分的质和量的变化，从而影响中药双向调节作用的发挥。中西医结合研究表明，阴阳双向调节有一定的物质基础，它与交感神经和副交感神经的反馈调节、核酸能量代谢（DNA/RNA）的合成与转录、环核苷酸（cAMP/cGMP）的双向调节、免疫促进和免疫抑制有密切关系。

中药对免疫反应的作用是多方面的，其治疗作用既可扶持正常的免疫反应，又可抑制异常的免疫反应。任氏用电镜扫描观察了脾胃气虚患者用香砂六君子汤治疗前后 T 淋巴细胞、B 淋巴细胞数量的变化。治疗前患者 T 淋巴细胞、B 淋巴细胞数量的比例失常，提示脾胃气虚患者的细胞免疫功能是降低的，而体液免疫功能是增高的。经香砂六君子汤治疗，T 淋巴细胞、B 淋巴细胞的比例失常现象得到纠正。表明香砂六君子汤既能使降低的细胞免疫功能升高，又可使增高的体液免疫功能降至正常。

现代生理学有神经系统和内分泌系统两大调节机制。交感神经和副交感神经也属于双向控制系统，在整体内存在着双向控制。中药可通过影响神经递质、激素的合成与代谢而起到双向调节作用。如在桂枝汤对体温双向调节作用机制的研究中发现，桂枝汤通过减少或增加下丘脑 5-羟色胺（5-HT）含量、促进或抑制中枢前列腺素 E_2（PGE_2）的代谢而产生对体温的双向调节作用。

（5）作用的差异性：中药在不同种属及个体中的作用存在差异性，大部分中药对动物、人体的作用存在一致性，比如丹参对动物的抗血栓作用与人体一致，但也有少数中药在种属中的作用存在差异性，比如，丹皮酚在动物中降压作用显著，但对人体却无作用。由此可见，中药在动物实验中的结果并不能完全代表其对人体的作用。中药作用还存在个体化差异，比如性别、年龄、精神状态等均与中药作用的发挥有着密切的关系。

2. 学术研究思路

中药药理学属于中药学的范畴，又属于药理学的一个新兴学科。中药药理研究方法，既有中药学及药理学固有的特点，也逐渐形成了本学科的特点。研究方向主要有以下几种：单味药研究；中药复方研究；中药药物代谢动力学研究；中药毒理学研究；中医“证”的动物模型和中药药理作用研究；中医药基本理论和中药药理作用研究。中药药理研究应以中医药基本理论为指导，研究中药的药性、配伍、功效，阐明中医基本理论，与临床相结合，以整体为主，配合离体实验，互相补充，整体与局部、分析与综合相结合。

（1）单味药的研究相对比较简单，较易控制变量。

（2）中药复方有其自身的复杂性，一方面在配伍组成时要遵循中医法度原则，另一方面各个药物本身及之间又存在复杂的药学作用，而生物机体本身又是一个复杂的生命系统，因此使得对于中药方剂的研究受到多方面因素的限制。主要有以下几种主要的研究思路。

1）全方研究：根据中医药基本理论，按照方剂的功能、主治，对复方整体进行药理作用及有效成分或有效部位分析，能有效验证临床疗效，阐明复方药理学作用机制，为其临床合理应用、新药研究提供药理学依据。

2）拆方研究：对方剂组成原则和配伍规律进行研究，目的在于精简方剂、寻找发挥增效减毒作用最佳的药物组合。拆方研究可以验证方剂配伍的合理性，优化组方，为寻找药效物质基础提供实验依据，但也同时存在拆方不合理、破坏方剂的整体性等不足。主要包括单味药研究、药对研究、药物组间关系研究、撤方研究、正交设计、均匀设计等。

3）同类方剂对比研究：对功能或主治病证有类同作用的方剂进行作用强度的对比研究，是一种常用的方剂药理学研究方法，多用于对全方整体药效进行基础性研究，研究深度有限，实验结果可作为临床方剂及药效指标选择的依据。

比如赵建平专家研究除脓清窦颗粒的抗炎镇痛作用，通过制造小鼠耳壳肿胀、大鼠棉球肉芽肿、小鼠乙酸扭体疼痛及小鼠腹腔毛细血管通透性增高模型，对照观察除脓清窦颗粒与鼻炎康的相关药理作用。结果发现除脓清窦颗粒对二甲苯性小鼠耳壳肿胀、大鼠棉球肉芽肿、小鼠乙酸扭体反应和小鼠腹腔毛细血管通透性增高均有显著的抑制作用。可以认为除脓清窦颗粒具有明显的抗炎镇痛作用，抗炎镇痛作用优于鼻炎康。

4）方剂剂型研究：各种剂型由于制备工艺和给药途径不同，所起的作用也就不同。剂型选择合理有助于提高药效、节省药材，剂型选择不当则会影响疗效或产生不良反应。但因为一些药物的药性、剂型及适应证大多固定，随意改变反倒有降低药效之嫌，因此剂型研究实验有其特定的应用范围，并非普遍应用的实验方法。

5）煎服法的研究：煎煮或服法不当会影响疗效，该实验方法有其特定的应用范围，仅适用于有特殊煎服法的汤剂。药理学和药物化学研究证明，有些方剂中药物的单煎与合煎、先下与后下对方剂的药理作用和化学成分均有不同程度的影响。原因在于中药煎服过程中存在酸碱中和、水解、取代、聚合、缩和、氧化等药理化学反应，因此在方剂实验设计研究及临床应用时应对如上情况加以充分考虑。

6）方剂药物代谢动力学：药物代谢动力学主要通过数学图解或计算机对药物在体内吸收、分布、代谢和排泄等过程进行定性、定量分析，对于优化复方配比、提升量效关系具有重要意义，其主要研究方法为血药浓度法和生物效应法。

（3）局部的研究相对技术固定，技术成熟，而系统生物学和组学技术的发展、应用为中医药在整体水平上的系统研究开辟了一条新途径。主要有以下方法。

1）基因组学：证候所反映的是疾病在发展过程中某一个阶段的病理变化本质，因而证候比疾病的症状更全面、更系统地揭示了疾病的本质，并指导临床的诊疗原则与方法。从基因的表达谱或表达差异角度，研究证候发生的基因表达与调控规律，探索证候表达的基因特性、基因表达调控的变化及其规律，概括证候的基因组学特性，有学者提出了证候基因组学概念。

比如赵建平专家研究马钱子碱诱导人肝癌 HepG2 细胞凋亡机制时通过 CCK-8 法检测马钱子碱对 HepG2 细胞的生长抑制作用，应用流式细胞术检测马钱子碱对 HepG2 细胞凋亡及 Ca^{2+}含量的影响、激光共聚焦法观察 Ca^{2+}的形态学分布情况、实时聚合酶链反应（real-time PCR）法检测基因的表达情况。结果发现马钱子碱可以有效抑制人肝癌 HepG2 细胞的生长，在一定范围内，随着时间的推移和浓度的增加，抑制率和凋亡率明显增加。马钱子碱作用于 HepG2 细胞后引起 *MKK7*、*JNK*、*Fas*、*FADD* 基因的变化，并最终引起 Ca^{2+}的释放导致细胞溶解。可以认为马钱子碱对 HepG2 细胞有抑制生长的作用，并能诱导 HepG2 细胞发生凋亡。此过程通过 JNK-Fas 通路作用，最终引起细胞内 Ca^{2+}的变化，诱导细胞发生凋亡。

2）转录组学：近 10 年里，转录组学为揭示中药配方相容性规则的基本原理，确定负责配方的治疗和作用的活性成分提供了方法。周岚等通过基因芯片技术，以基因敲除的小鼠为模型检测以川芎、当归组成的活血中药和以三棱、莪术组成的破血中药治疗动脉粥样硬化的作用并研究其作用机制。结果发现了两组中药均能调控动脉粥样硬化的相关基因，并预测这些中药的作用机制主要涉及炎症反应、免疫应答、细胞黏附、脂质代谢、细胞凋亡等生物学过程，以及 TGF-β、MAPK、Jak-STAT 等信号通路。

比如赵建平专家研究芪术胶囊对糖尿病肾病（DN）大鼠肾脏保护的机制。通过采用单侧肾脏切除和腹腔注射链脲佐菌素（STZ）的方法来建立大鼠糖尿病肾病模型，并随机分为正常组、模型组、芪术胶囊组、氯沙坦钾组。实验 8 周末观察各组大鼠血尿素氮、血肌酐、糖化血红蛋白、半胱氨酸蛋白酶抑制剂及 24h 尿蛋白定量，并进行肾组织病理形态学观察及采用免疫组化法检测肾组织中转化生长因子 β_1（TGF-β_1）与结缔组织生长因子（CTGF）的蛋白表达。结果表明芪术胶囊可以减少尿蛋白，降低血糖，改善肾功能，下调肾组织 TGF-β_1 和 CTGF 表达，起到保护肾脏，延缓 DN 进展的作用。

3）蛋白质组学：蛋白质组学的研究思路与中医整体观、多靶点的观点十分相似，特别是在中医临床研究中，蛋白质组学利用质谱技术检测临床样本的蛋白质表达情况，可以从分子水平对中医病证进行表征和阐释，寻找与证候相关的分子标志物，为中医临床诊断和治疗提供新的途径、理论依据。中药药理学研究的主要任务是揭示中药治疗的作用机制和机体对药物的代谢过程，是涉及多成分、多靶点、多途径的作用过程。利用蛋白质组学技术，可以对中药本身在蛋白质水平进行探究，同时，对患者用药前后蛋白质水平的表达情况进行高通量的测定，比较细胞或组织样本在不同生理或病理条件下蛋白质表达异同，对相关蛋白质进行鉴定和量化，研究蛋白质之间的相互作用和生物学功能。

4）代谢组学：代谢组学的定义为生物体系受刺激或扰动后其代谢产物种类、数量及其变化规律的科学。主要通过对机体体液中小分子代谢产物在某个特定时间的定量和定性分析，从整体上评价当时的生命体功能状态及其变化。通过测定药物干预后血浆和组织中代谢物的含量变化，揭示药物干预疾病的代谢通路，从而理解药物作用过程及药理作用机制，最终更好地掌握并运用药物。例如 Wang 等借助代谢组学方法，采用 UPLC-MS 研究技术，并结合多元统计分析研究心肌缺血心气虚证的发病机制和中药复方温心方的作用机制。结果在大鼠尿液中共识别鉴定了 17 种与心肌缺血相关的生物标志物，它们主要与糖酵解、糖异生、不饱和脂肪酸的合成与代谢、脂肪酸合成及嘌呤代谢等生物代谢途径相关，而复方温心方能够调节其中多条代谢通路，并且结果与生化指标和病理分析的结果相一致。

比如赵建平专家研究加味四顾汤辅助治疗 2 型糖尿病痛性神经病变的效果及对血浆 β-内啡肽水平的影响时，选取 80 例患者随机分为对照组和观察组各 40 例。两组均给予常规西医治疗，观察组加用加味四顾汤治疗。结果：总有效率观察组高于对照组（$P<0.05$），血浆 β-内啡肽水平改善情况观察组优于对照组（$P<0.05$）。得出结论：加味四顾汤辅助治疗 2 型糖尿病痛性神经病变效果良好，能显著改善血浆 β-内啡肽水平。

5）网络药理学：是一种结合系统网络分析和药理学的新方法。通过成分-成分、成分-靶点和靶点-疾病网络，可以阐明化合物之间的协同作用及多组分和多靶点药物在分子水平上的潜在机制，帮助研究人员了解成分、基因、蛋白质和疾病之间的相互作用。例如 Liang 等将其用于六味地黄丸作用机制的研究，揭示了六味地黄丸的核心分子靶点和生物过程网络。

6）多组学联合应用：在认识到大多数生命活动是由多个基因或基因网络而不是单个基因控制的以后，许多研究人员开始从更全面的角度来看待基因以获得更全面、更可靠的信息。基因组学通过分析个体遗传变异对药物应答的影响研究疾病的发生和药物作用的机制。转录组学是识别整个基因组转录情况和转录规律的方法。蛋白质组学可以从整体上直接研究基因组所表达的蛋白质和蛋白质功能。代谢组学提供了代谢信息，这是转录组和蛋白质组的结果。因此多组学数据集的综合分析有可能为揭示系统范围的复杂生物过程和中药复方中多种化合物的功能提供新的视野。

随着现代科学的发展，多组学联合也由理论向实践不断发展，许多探索在一层一层揭开多组学联合应用的面纱，这也为我们研究中药药理及其相关作用机制提供了诸多便利和途径。多组学联合应用是时代发展的趋势，运用多种研究技术探索未知，将会带来无限可能。而网络药理学可以把这些高通量的组学信息与中药复方的化学成分相结合，构建生物系统的相互作用网络。多组学技术联合网络药理学和生物信息学的方法来阐释中药多组分在分子水平的协同作用，再结合整体水平中药作用机制的研究，能够帮助我们更精确地挖掘中药复杂体系中的有效成分，寻找中药核心的基因和蛋白靶标，探索中药发挥作用的生物途径，揭示中药的药理学机制。

第二章　学术研究方法概要

一、研究设计的原则

中药药理研究是在中医药理论指导下，运用现代药理知识与实验方法对中药及复方进行研究设计，要保证其建立在可靠的科学方法上，使成果具有一定的科学性必须遵循三大基本要求，即“重复、随机、对照”。

（一）重复

重复即实验多次进行或者重复进行。实验成果科学有效需要重复多次，最大限度地消除个体差异和实验误差。一般来说，样本数量越大或实验次数越多，越能反映真实情况，实验结论越可靠。但实际上，样本量过大，实验次数越多，则工作难度越大，研究成本越高，选择合适的样本数量及实验次数，获得最可靠的实验结果，是研究设计的基本要求。

（二）随机

在实验过程中存在不同方面的干扰因素，如实验动物的分配、人员分配及仪器使用，都会导致实验结果产生一定程度的误差。随机就是在实验进行中排除人为因素和其他误差的影响，采用严格的顺序进行各种安排，使结果更加可靠。随机分组的方法包括抽签随机法、随机数字表法、分层随机法。

（三）对照

在实验中为了提高药物作用的可靠性通常设置对照组，以排除各种无关因素的干扰。对照一般分为以下几种类型：

（1）阴性对照：又称空白对照或者正常对照。即除不使用实验药物外，其余处理条件均与其他组别一致，如灌以同等体积的生理盐水，以排除假阳性结果，证明研究药物是否有效，模型建立是否成功。

（2）模型对照：指病理模型组，根据实验要求，使动物致病建立病证模型，不给予实验药物且其余实验条件与其他组别一致，作为实验药物是否有效的对照。

（3）阳性对照：除所用药物为已知同作用药物外，其他条件与其他组别一致。要求所选药物必须为已知药效确切、药典收载或符合部颁标准的，与实验药物主治、功效相似，剂型及给药途径相同者，以说明所用实验方法的可靠性，以及实验药物的特点及其优劣。

除上述所提及的三大原则外，中药药理学的研究还需要结合一定的临床试验，在实验设计中，要考虑研究的目的和意义，结合中医病证与现代药理学实验模型，体现中医药的整体观点，使理法方药和辨证论治相结合。例如风湿宁胶囊对类风湿关节炎（RA）风寒湿痹动物模型的关节保护及抗炎作用的研究，其结果不仅为风湿宁胶囊的疗效提供了客观的说明，还为治疗 RA 提供了新的治疗方法。根据研究的设计要求科学地选择研究对象，有条件地选择所对应的实验方法、项目和实验指标，需按医学统一标准或公认标准进行观察统计、分析和处理，使研究成果更具有科学性。

二、研究设计的内容

（一）动物选择

实验动物大多选择与人类结构、代谢及疾病特征相似，反应明显，敏感度高，其特点符合实验目的，能很好地反映研究指标，并且符合国家标准的种类。选择合适的动物种类及品系是科学有效得出实验结果的基础。

1. 选择实验动物等级

实验动物按体内微生物和寄生虫的情况分为四级：

一级：普通动物（conventional animal，CV），又称常规动物，饲养于开放环境中，体内无人兽共患病及动物烈性传染病的病原体。

二级：清洁级动物（clean animal，CL），饲养于亚屏障系统环境中，除要求不带有人兽共患病和烈性传染病病原体之外，还要求不携带对动物危害大和对研究干扰大的病原体。其所用饲料、饮用水、笼具等均需要去除所要求病原体。

三级：无特殊病原体动物（specific pathogen free animal，SPF），饲养于屏障系统中，除一、二级动物要求外，体内无潜在感染或者条件致病的病原体。同样进入屏障系统的所有物品均与三级实验动物要求一致。

四级：无菌动物（germ free animal，GF），在无菌环境中通过剖宫产后，饲养于无菌环境中以隔离方式饲养，其体内不得有一切生命体。

2. 选择实验动物种属及品系

根据实验要求确定合适的动物种类，常用的实验动物品种包括小鼠、大鼠、豚鼠、兔、蛙、犬、猴等。小鼠因品系广泛，繁殖量大，易饲养，成为最常用的实验动物，常用品种为远交群昆明小鼠、ICR 小鼠、LACA 小鼠等，广泛应用于药理、毒理、微生物学研究等实验；近交系 BALBA/C 小鼠、C57BL/6J 小鼠、AMMS/1 号小鼠、C3/He 小鼠等，根据其生理及遗传特性可发生不同疾病，适用于各种特定性实验。大鼠常用品种为远交群 Wistar 大鼠、SD 大鼠，近交系 SHR 大鼠、LEW 大鼠、WKY 大鼠等。豚鼠对抗生素敏感，对类固醇有抵抗力，血清中有溶血性补体，且对结核杆菌高度敏感，常用于过敏试验及抗结核药的研究。兔常用品种为欧洲兔，还包括日本大耳白兔、新西兰白兔等，其血清产生多，耳缘静脉粗，注射、采血方便，对温度变化敏感，常应用于制备高效价和特异性强的免疫血清，各种生物制品、药品等的热原试验，以及避孕药实验研究。犬与人在生理学上更接近，能较好地建立人类自发和诱发的各种疾病模型，广泛应用于病理、毒理、药理、基础医学和实验外科学的研究等。

3. 选择实验动物性别

实验动物的性别对实验结果也存在一定的影响，雌雄两性的许多生理生化指标的正常值存在明显差异，如血象、血压等，选用一种性别比两种性别兼用的结果离散度要小，所以根据实验要求选择同一性别或雌雄各半的实验动物。

4. 选择实验动物的年龄、体重

实验动物在不同的年龄段其生理特点及对刺激的反应程度都存在差异，一般实验选择成年动物进行，且同一实验应选择同一年龄段动物。幼年动物常应用于慢性毒性试验或长期毒性试验，老年动物则多用于老年医学研究。不同种属实验动物的寿命不同，选择实验动物必须了解相关动物寿命，一般实验，选择小鼠7～8周龄，大鼠8～10周龄，豚鼠10～12周龄，兔4～5月龄，犬8～9月龄。

实验动物年龄与体重一般呈正相关，一般实验动物体重选用小鼠18～20g，大鼠180～220g，豚鼠250～300g，兔1.5～2.0kg，犬10～15kg。选择的实验动物体重应尽可能一致，相差不得超过10%。若相差悬殊，则易增加动物反应的个体差异，影响实验结果的准确性。

5. 选择实验动物数量

在选择实验动物数量时应遵循重复原则，要求达到一定数目。数目太少导致结果无法分析，再次补充则实验条件与之前无法完全相同，影响实验结果的判断。中药药理实验研究应尽可能建立接近中医临床病证的动物病理模型，按中医药治则，观察中药药理与疗效，由于实验有一定差别，根据实验研究目的、方法与指标要求决定实验动物、样本及数量。小鼠每组10～30例，计数资料每组不少于30例，计量资料每组不少于10例；中等动物每组8～20例，计数资料每组不少于20例，计量资料每组不少于6例；大动物每组5～15例，计数资料每组不少于10例，计量资料每组不少于5例。

（二）方法选择

随着现代科技的发展，中药药理学的研究方法在中医药理论的指导下，结合现代科学的方法不断创新，其发展呈现多种多样无固定的模式。

1. 单味中药的药理研究方法

我国现有记载中药种类10 000余种，在2020年版《中国药典》一部中收录中药材及饮片等2711种，其中很大一部分已有明确的药理作用，且应用于临床。但是否存在新的药理作用或者药材中哪种成分发挥作用还需进一步研究。

（1）筛选法：单味中药含有多种成分，其中有含量较高的主要成分，也有含量较低的次要成分，各种成分具有各自不同的药理作用。这样复杂的成分和作用是西药单体成分所没有的，所以必须了解单味中药中成分的主次，才能进一步分析，在这之中最常用的为筛选法。包括通过多种实验方法来发现某中药的药理活性，例如用大鼠初步了解药物对心血管和呼吸系统的作用；或者选用简便可靠的方法，明确某项指标，从大量中药中筛选出具有某种特殊作用的中药，例如通过对癌细胞生长的抑制作用筛选出具有抗癌作用的中药如马钱子，再进一步筛选出马钱子中不同成分对结肠癌作用的强弱。这些方法研究面广，常会发现一些新的药理作用，但其工作量较大，具有盲目性，效率较低。

除此方法外，亦可根据中药的功效主治进行定向筛选，结合中医药理论和临床实践经验，有针对性地进行实验研究设计，选择关键指标，观察其具体药理作用，并分析作用主次，为进一步探讨其作用机制提供依据。例如黄芪具有补气固表、托毒排脓、利尿、生肌的功效，其主要药理作用为提高机体免疫力，虽具有抗菌作用，但作用较弱。总的来说，筛选法着重于研发新药或寻找新的具有不同药理作用的化合物，但想从根本上阐明中药的作用和机制是比较有限的。

（2）中药中各化学成分的药理作用研究：在研究单味中药的药理作用时，不仅要研究其整体化学成分的药理作用，也需要进一步分析其各化学成分的药理作用，若只研究其整体作用，不进行各组分分析，无法深入探讨其作用机制、实质性阐述其功效。例如人参中含有多种成分，基本为人参皂苷，但其结构类型不同且药理作用均不相同，其中人参皂苷对辐射引起的细胞膜损伤有防护作用，人参根总皂苷具有明显抗 DNA 损伤及抗突变效应，人参皂苷 Rb_1 对应激性行为低下有保护作用，人参二醇皂苷对心肌缺血心脏具有保护作用，但人参三醇皂苷则对中枢系统有兴奋作用，具有强心的功效。但在分析一些中药各组分的药理作用时发现其药理作用较弱，不如其整体研究作用强，说明这些中药的药理作用是多成分合奏所产生的作用。如研究牡荆子的药理作用时，其有效成分 β-丁香烯与总挥发油相比较，总挥发油作用明显强于 β-丁香烯。随着中药化学成分提取、分离技术的进步，中药药理学与中药化学学科结合更为密切，综合研究后进行逐个分析才能更全面地分析其药理作用。

2. 中药复方的药理作用研究方法

中药复方是指在中医药理论的指导下，根据“君、臣、佐、使”的组方原则，由两种或两种以上的单味中药组成，以一个整体来起作用。配伍是中医用药的特点和优势所在，用药理研究方法观察方剂配伍与药理效应变化之间的关系，探讨方剂的配伍规律，运用现代科学手段，对古方和现代经验方进行多指标的系统药理研究，可以在更深的层次上揭示方剂的治疗原理，有效地指导临床用药和中药新产品研创。

（1）全方研究：是指中药配伍后经一定的方法制备成所需剂型，并将此制剂视为一个整体进行研究，从其功能主治出发，用药理学的方法加以验证，探讨其作用机制，发现其新的药理作用。研究复方整体的药理作用或对复方整体药物进行分析，是早期研究中药复方的方法之一。全方研究有利于复方药理学的阐述，有助于药效学的研究，说明了药效与临床治疗作用的相关性，为复方在临床上的应用提供药理学依据。但中药复方所含成分复杂，研究难度较大，整体研究方法对于复方配伍规律难以实质性表明，所以还需要进一步进行拆方研究。

（2）拆方研究：是将中药复方分解成各个部分，分别进行研究，以此来探讨药物与药物之间的关系、药物与复方之间的关系等。拆方研究可说明中药复方的配伍关系和组方理论，通过拆方分析得出的规律性认识，可为研制新的中成药提供可靠的依据。拆方研究包括单味药研究、药对研究、撤方研究、药物组间关系研究、聚类分析、正交设计、均匀设计等方法。

1）单味药研究：是把复方拆开分为各单味药，研究其中每一味中药的药理作用，分别与全方进行比较，发现起主要作用的药物，分析其在复方中的地位和各味药间的最佳配伍比例。单味药研究虽然可阐明中药配伍合理性，但不能很好地反映出各药之间的协同拮抗等配伍关系。

2）药对研究：药对作为临床上常用的、相对固定的药物配伍形式，组成简单，是最常见、最根本的构成单位，具备中药配伍的基本特点。药对在历代医药典籍中都有记载，是医学家在医疗实践中总结出来的。在研究中药复方药理的配伍规律时，药对配伍是必不可少的环节。药对作为研究的起点，无论是在理论上还是在实践中，探索其配伍机制都具有重大意义，有利于揭示其相须、相使配伍关系的科学内涵，拓展临床用药的新思路，进而丰富中药复方配伍理论，为提高中成药质量提供依据。

3）撤方研究：是在全方的基础上，从中撤出一味或一组药物后进行实验，用来判断撤出的药味对原方功效影响的研究方法。该方法通过逐一将方中去掉君药、臣药、佐药、使药，同步与全方进行实验比较，判断每味药在方中的功能及所起作用的机制，是否影响到全方的效应，进而揭示复方的配伍规律。

4）药物组间关系研究：中药复方组成药物按功效、性味关系分成不同组分，可探讨药物组与组之间作用关系和组方理论。如六味地黄丸三补为熟地黄、山茱萸、山药，三泻为泽泻、牡丹皮、茯苓，对此进行研究发现复方的成分及药效不等于每组药效之和，且整方药效大于每组药效。

5）聚类分析：中药复方包括多味中药，每种中药中包含大量的化学成分，通过对复杂成分进行分类，在分类的基础上进行数理统计分析，分析每类的特性和类别之间的关联，建立多元回归方程来揭示同类方的组方规律，探讨其中同种药物的配伍关系和用量规律。

6）正交设计：是研究多因素分析的一种有效方法，利用“正交表”选择试验条件，以复方中药物作为因素，剂量作为水平，以最少的实验次数得到最佳的实验结果，利用正交表的特点通过对试验进行整体设计，适用于多因素、多水平设计。用正交试验法来进行复方研究可分析其中主要药、次要药等，以及药物之间相互作用，研究复方药物最佳的配比关系、最佳剂量。

7）均匀设计：将中药复方的药物（因素）和剂量（水平）按一定的均匀设计表安排，当实验因素变化范围较大，需要取较多水平时，均匀设计可以极大地减少试验次数，有利于进行量效实验，并且通过对关联度的分析，可判断影响中药复方作用的主要药物，适用于多因素多水平的方剂拆方研究。

3. 证型药理法

证，即证候，是指疾病发展过程中某一个阶段的病理属性的概括。中医将人体分为阴阳气血，又将病因分为风、寒、暑、湿、燥、热、痰及虚、实等，涉及多系统、多脏器、多组织的病变。证型就是由不同的病因引起阴阳气血的不同变化导致人体的不同疾病状态。

运用证型药理法研究中药和复方易于探讨其作用及机制，有利于证明中医药理论。在医学上单纯依靠辨病论治无法说明很多疾病的本质，而辨证论治是中医药的核心，病和证密切相关，从而中医药对一些疑难杂症或病因病机未明者均可辨证论治。

建立证的动物模型需对此证的生理生化改变有所了解，然后按照此发病病机采取适合的方法建立动物或细胞模型，通过比较临床患者与模型的生理生化指标及组织形态，判断模型是否符合此证。例如阳虚模型与阳虚患者免疫功能均较差。证型药理法有很多，如气虚模型和补气药、血虚模型和补血药、脾虚模型和补脾药等。

4. 从分子药理学研究的途径研究

分子药理学（molecular pharmacology）一词最早在 1956 年被提出。分子药理学是通过结合分子生物学、免疫学、药物化学及现代科学技术如蛋白质印迹法（Western blotting）、PCR、real-time PCR、重组质粒构建、免疫学检测等方法从分子水平去研究药物和机体间的相互作用关系，中药可以通过受体、酶、离子通道等发挥直接或间接作用，研究其化学结构和药理作用，进而从分子水平和基因表达的角度去阐释药物作用机制。药物作为外源分子，与配体在结构上相似，被受体[如多巴胺受体、5-羟色胺受体、肿瘤坏死因子-α（TNF-α）受体]识别并结合，被激活的受体蛋白质分子可在细胞膜的脂质双层内移动，并通过某种蛋白质进行耦联，激活腺苷酸环化酶（AC）、鸟苷酸环化酶（GC）后催化 ATP（GTP）转化为环磷酸腺苷（cAMP）或环磷酸鸟苷（cGMP），激活相应的蛋白，如含半胱氨酸的天冬氨酸蛋白水解酶（Caspase-3、Caspase-9）或凋亡蛋白进而调节下游信号转导途径，包括细胞凋亡及 ERK/MAPK、Ras/Raf/MAPK、PI3K/Akt 等信号转导通路。很多物质通过影响核酸而起作用，都是药物进入细胞核内与相应受点结合，从而影响 mRNA 及相应反应通路中酶蛋白的生成而起作用。

采用蛋白质印迹法检测在马钱子中马钱子碱和伪士的宁的作用下，细胞中 P53、Caspase-3、Caspase-9、兔源 DNA 修复酶（c-PARP）、Bcl-2 的蛋白表达水平，发现伪士的宁可能通过上调 P53 蛋白、下调 Bcl-2 蛋白的表达，改变线粒体膜电位，然后激活 Caspase-3、c-PARP、Caspase-9 的表达，进而激活内源性线粒体通路，发挥促进 HT-29 细胞凋亡的作用。

利用 real-time PCR 检测各组关节滑膜组织炎症因子 IL-1β、IL-6、TNF-α 信使核糖核酸（mRNA）的表达量及核转录因子-κB（NF-κB）受体激活剂配体（RANKL）mRNA 的表达量，发现风湿宁胶囊可明显改善 RA 兔生存状态，减轻 RA 兔后肢膝关节肿胀，降低膝关节表面温度和关节炎积分，能够显著降低 RA 兔滑膜组织 IL-1β、IL-6、TNF-α、RANKL mRNA 的表达，说明其具有抑制关节滑膜组织中炎症因子和 RANKL 表达的作用，可有效减轻 RA 的炎症反应和骨质破坏，从而对 RA 显效。

5. 血清药理学方法

血清药理学是指经口给动物灌服一定时间的中药或中药复方后，采集动物血液、分离血清，用含有药物成分的血清培养细胞或者组织进行体外实验的一种实验方法。该方法是由日本学者田代真一于 1984 年首次提出的。中药常以口服的方式给药，经胃肠道等多种脏器代谢、排泄，在此过程经过多种酶及微生物的作用最终进入血液，从而发挥治疗作用。

可以说明中药并非通过原有成分发挥疗效，可能是通过原成分、代谢产物及机体产生的多种具有生物活性的物质进入血液中，通过血流结合不同靶点和多途径的整合作用产生综合效应进而发挥一定的治疗作用，如大黄中游离型蒽醌类并不致泻，结合型蒽苷大部分未经小肠吸收而抵达大肠，被肠道细菌酶水解成大黄酸蒽酮而刺激肠黏膜及肠壁肌肉层内神经丛，促进肠蠕动而致泻。

此方法常应用于中药及其复方这种含较为复杂化学成分的生物活性成分的研究，排除了中药复方所含有的各种鞣质、电解质及 pH 和渗透压的干扰，克服了中药制剂在体内的代谢物或机体反应物等有效成分造成的假阴性和非集体吸收物质的体外作用造成的假阳性，避免了直接体外实验可能得到的错误结论，能从一定程度上反映中药复方的复杂成分与机体复杂的生物系统的相互作用的规律，反映出成分与成分、成分与机体的协同作用。

但是鉴于目前多种中药或复方的有效成分并不明确，且血清中内源性物质复杂，常结合中药血清药物化学进行研究，实质性地阐明药效物质基础。根据血清色谱指纹图谱，去除血清中所含的固有的内源性物质，分离富集出有效成分，进行药物效应成分相关性分析，来确定最佳采血时间和最佳给药方案。血清药理学结合血清药物化学、微生物学、分子生物学等多学科，运用先进的科学技术手段，成为中药药理学研究的一种新的方法。

6. 网络药理学方法

网络药理学是基于系统生物学的理论，对生物系统的网络分析，选取特定信号节点（node）进行多靶点药物分子设计的新型药理学研究方法。网络药理学综合应用药物分析技术，检测中药及中药制剂中的化学成分，筛选其所含有的潜在活性成分，预测相关疾病的作用靶点，探讨中药治疗目标疾病的作用机制，从分子层次阐释中药方剂的作用原理，其强调对信号通路的多途径调节，是发展创新药物的重要途径。网络药理学的分析步骤包括：①成分收集及处理：通过检索数据库、文献，收集中药所含化学成分。对化学成分进行 ADMET 筛选。②成分靶标的收集：基于数据库，对经 ADMET 筛选后的化学成分进行靶标收集。③疾病靶标的收集：基于数据库，对疾病靶标进行收集。④成分与疾病共同靶标的确认：采用韦恩图进行确认。⑤成分-共同靶标网络的建立与分析：采用 Cytoscape 软件，建立成分-共同靶标网络，并进行拓扑分析，预测物质基础和关键靶标。⑥基因富集分析：对共同靶标进行基因富集分析，预测中药治疗疾病的关键通路。⑦实验验证：采用适当技术，对预测的中药物质基础和作用机制进行实验验证。

网络药理学目前作为药理学的一种新兴的研究方法，还存在着局限性。其药效物质基础和作用机制不明确，中药样本均一性难以保证，导致从整体到细胞及分子水平无法进行全面的研究。现有数据库的准确性和完整性难以确保，存在对近年来一些研究热点的倾向性。小分子化合物及其作用靶点数量有限，不能揭示中药复方完整的药理作用；目前对网络药理学预测结果难以进行实验验证，无法跨实验平台验证结果的一致性、敲除重复的靶点网络等。且中药大多为口服给药，要经历吸收、分布、代谢、排泄等一系列过程后才能发挥药理作用，故还需将中药网络药理学与药物动力学、药效学相结合。

（三）指标选择

选择符合实验目的的指标才能更好地反映药物的作用是否达到相应水平，在指标选择中应符合以下几点：

1. 敏感性高

敏感性高的指标能及时将病情及证候的任何变化及药物的防治作用反映出来。而敏感性较差的指标常会遗漏某些阳性变化，造成假阴性。

2. 特异性强

特异性强即所选指标能特异性地反映所要说明的问题，例如药物有降脂的作用，则血脂为关键的特异性指标。选择针对性强，有专属性的指标，能更好地反映药物的本质和其治疗作用。

3. 重复性好

指标稳定，重复性好，结果才更加可靠、科学。动物选择不符合实验，模型不规范，干扰因素较多，选择的方法或指标不可靠，数据不准确、误差较大都是造成重复性差的原因。

4. 客观性

在选择指标时要保持客观，主观性检测指标存在误差大、实验数据不准确等各种问题，都会导致最后实验结果不可靠、不科学。

5. 多指标综合应用

在实验中一项指标难以满足实验的多方面要求，且不同单项指标侧重点不同，为了实验更加全面、准确、可靠、科学，常需结合运用多项指标。但如果单一指标即可达到实验目的则无须选择多项指标。根据实验目的与要求，具体情况具体分析，优选指标。例如，骨质疏松胶囊对实验性骨质疏松大鼠骨密度的影响，通过选择大鼠骨密度、血液生化作为指标，来证明骨质疏松胶囊具有增加去卵巢骨质疏松大鼠骨密度、抑制骨吸收、促进骨形成的作用。

（四）给药途径及方法

给药途径一般包括经口给药、注射给药、局部给药、呼吸道给药等方法，一般根据中药剂型进行给药，除特殊要求外，一般都为经口给药。

1. 经口给药

经口给药包括口服给药和灌胃给药两种，口服即将药物直接送入动物口中使其吞服或者制成水溶液或者混入食物中使动物进行舔食，操作简单；灌胃即用注射器直接将药物注入实验动物食管内，操作较为困难，但其服用剂量准确。

（1）口服法

1）鼠类口服法：将鼠放置于鼠笼上，用手从背部握住鼠头颈部，并用手指挤压其口角使嘴张开，用镊子将药物放置于舌根部，迅速抽出镊子，使其闭口将药物吞服。一般此方法多用于豚鼠。

2）猫口服法：将猫固定，扒开上下颚，用镊子将药物放置于舌根部，合上其上下颚，即可将药物咽下，粉状或颗粒状药物则需装入胶囊中使其吞服。给予液体药物时，将其头部固定，用注射器向猫的口角部注入药液，即可自然咽下，遇到无法用此方法给药的情况时，可将无色无味能溶于水者混入饮用水中，不溶者混入饲料中。

3）犬口服法：基本与猫口服法相似，固体药放置于舌根部，液体药则沿口角处的牙齿之间注入，即可自然咽下。

（2）灌胃法

1）小鼠灌胃法：将小鼠放在鼠笼上，将尾巴用手掌及小指夹住，再用拇指和食指抓住耳朵及背部皮肤，将小鼠提起，使其口腔、食管、躯体呈一条直线，将灌胃针从小鼠嘴角处紧挨上颚插入食管，若小鼠激烈反抗或者有呕吐现象，进针遇到阻力，应退针重新进行灌胃以防刺破食管或气管，导致动物死亡。如图 2-1 所示。

2）大鼠灌胃法：将大鼠放置于粗糙面上，向后轻拉尾巴，使其身体绷直呈向前爬行状态，拇指和食指捏住双耳及头颈部的皮肤，使其头部无法活动，手掌及其他手指握住大鼠背部皮肤，使其头背绷直呈直线状态，将灌胃针从嘴角处沿上颚进入食管，操作时若感觉进针有阻力或者发现插入气管，应退针重新进针。如图 2-2 所示。

3）豚鼠灌胃法：豚鼠性情温和，在其体重较小时灌胃方法与大鼠一致，但当其体重较大时，灌胃药量也大，则需要开口器和导尿管辅助。将其下颌角捏紧，使其口腔打开，将开口器放置于嘴中压住舌头，将导尿管插入开口器中间的小孔中，沿上颚缓慢插入食管中。将导管口放入清水中，无气泡则可用注射器将药液注入，然后注入少许空气或清水确保药液全部进入豚鼠胃中，完成后拔出导尿管取出开口器即可。如图 2-3 所示。

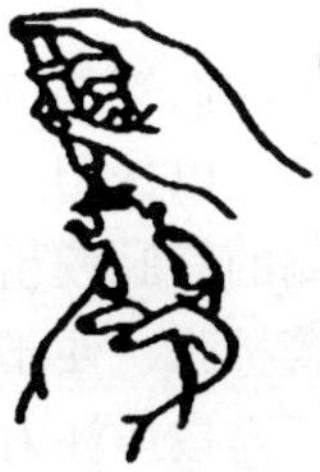
图 2-1　小鼠灌胃法

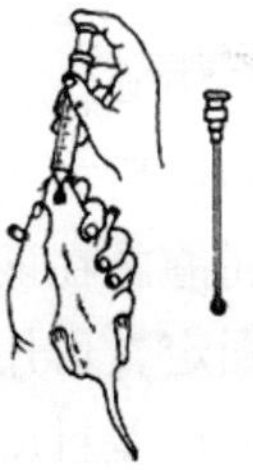
图 2-2　大鼠灌胃法

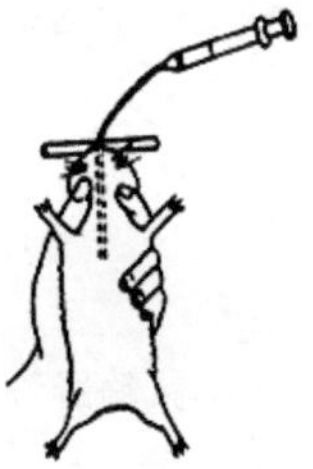
图 2-3　豚鼠灌胃法

4）兔灌胃法：两人合作，一人将兔子夹于两腿之间，一手握住双耳，另一只手抓住前肢，将其固定。另一人将开口器放入兔子口中压住舌头，把导尿管经开口器的小孔中插入，沿上颚缓慢插入食管中，观察家兔反应，若其剧烈挣扎呕吐则说明导管误入气管，或将外端导管放入水中，若有气泡则误插入气管中而非食管，需要拔出后重新插管，无气泡可用注射器将药液注入，然后注入少许空气或清水确保药液全部进入兔胃中，完成后拔出导尿管取出开口器即可。如图 2-4 所示。

5）猫灌胃法：将猫轻度麻醉后，通过鼻饲或口腔插管入食管进行给药。

6）犬灌胃法：未经驯化的犬同猫一样将其轻度麻醉，通过鼻饲或口腔插管入食管进行给药。驯化后的犬，在长期驯化下已习惯给药方式，无须麻醉，直接通过鼻饲或口腔插管入食管进行给药。如图 2-5 所示。

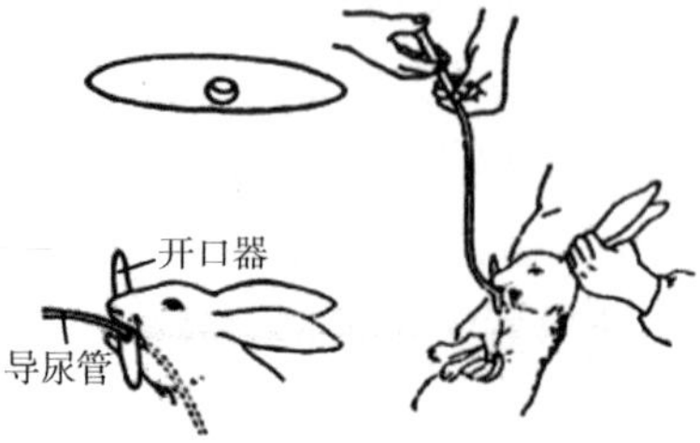

图 2-4　兔灌胃法

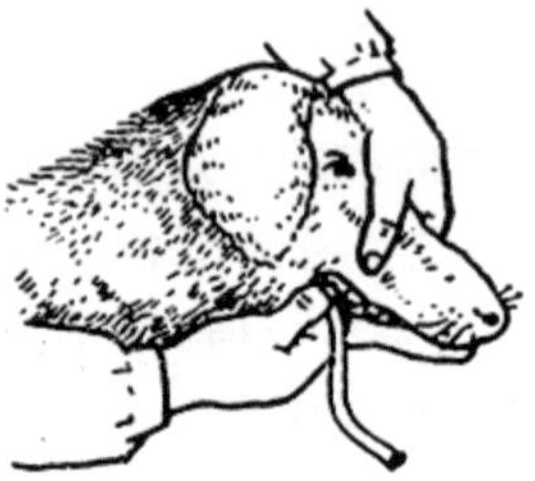
图 2-5　犬灌胃法

2. 注射给药

注射给药包括静脉注射、腹腔注射、皮下注射、皮内注射等。

（1）静脉注射：静脉注射部位为表浅易固定的外缘静脉，在注射前进行消毒，注射时针头与静脉平行刺入，有回血说明针头已进入静脉。小鼠和大鼠一般选用尾静脉；豚鼠选择后肢小隐静脉；兔一般选择耳缘静脉；犬多选择前肢内侧皮下静脉或后肢小隐静脉。

1）大鼠和小鼠静脉注射：小鼠和大鼠一般多选用尾静脉注射，将其放入底部有小孔的器皿中或倒置的大漏斗中，将尾巴暴露在外，用 75%的乙醇擦拭尾部或者用温水浸泡，使其血管扩张，拉直尾部，选择一条最明显的静脉，从鼠尾末端（以便失败后可继续在第一次注射的近心端重新开始）用注射器（选用 4 号针头）进行静脉注射，推药液时无阻力，说明针在血管中，继续将药液推入。反之出现阻力，且局部肿胀发白，表明针头不在血管内，需拔针后重新注射。如图 2-6 所示。

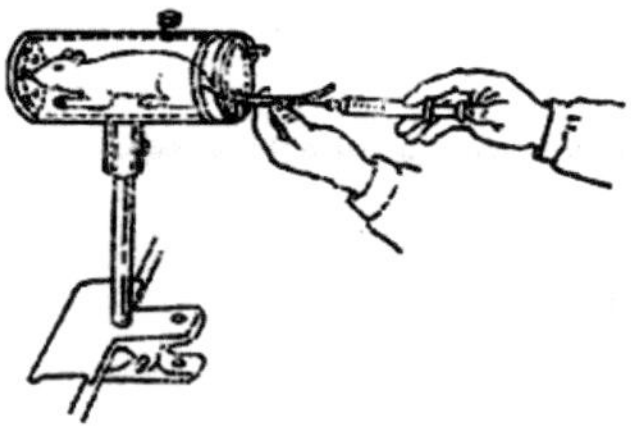
图 2-6　大小鼠静脉注射

2）豚鼠静脉注射：可以选用后肢小隐静脉，一人用左手抓住豚鼠颈背部压住豚鼠，右手固定左足，另一人将注射部位剪去毛，用酒精棉球擦拭后，于露出的血管部位进针，回针确认有回血后方可以将药液注入。还可以选用后肢的足背静脉，中间静脉在两条肌腱之间，外侧的静脉较粗，但位置不如前者固定，可用温水浸泡，使血管扩张，便于注射。豚鼠的血管弹性差且凝血功能差，拔针后需按压注射部位较长时间，否则出血过多，易引起血肿。

3）兔静脉注射：兔耳缘静脉沿耳背后缘走行。将覆盖在静脉皮肤上的毛拔去或剪去，可用水湿润局部，将兔耳略加搓揉或用手指轻弹血管，使兔耳血流增加，并在耳根压迫耳缘静脉，以使血管怒张。用左手食指和中指夹住静脉近心端，拇指和小指夹住耳缘部分，无名指和小指放在耳下作垫，待静脉充盈后，右手持注射器使针头由静脉末端刺入，顺血管方向向心端刺入 1～1.5cm，放松左手拇指和食指对血管的压迫，右手试推注射器针芯，若注射阻力较大或出现局部肿胀，说明针头没有刺入静脉，应立即拔出针头，若推注阻力不大，可将药物缓缓注入，注射完毕后将针头抽出，随即以棉球压迫止血。如图 2-7 所示。

4）犬静脉注射：一般麻醉后宜选用股静脉，未麻醉的犬选择前肢内侧皮下静脉或后肢小隐静脉。对注射部位进行除毛消毒后，用胶管扎紧注射部位静脉的向心端，使血管充盈，从静脉远心端将注射针头以大约 30° 角刺入后以平行于血管的方向轻轻推入，若无阻力，表示针头进入血管，如有回血，慢慢将药液缓缓推入。注射完毕后，须用干棉球按压注射处，然后拔出针头进行止血，以免血液顺针流入皮下形成血肿。如需反复注射应尽可能从血管末端开始。如图 2-8 所示。

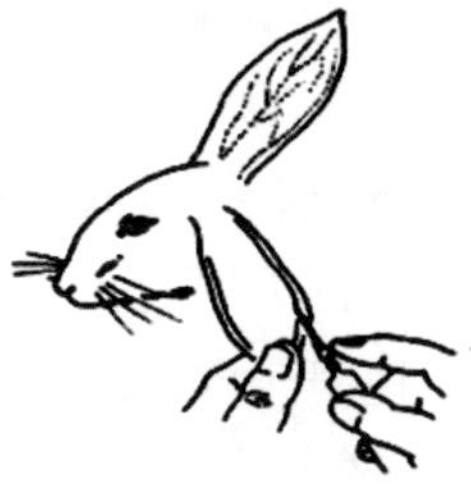
图 2-7　兔静脉注射

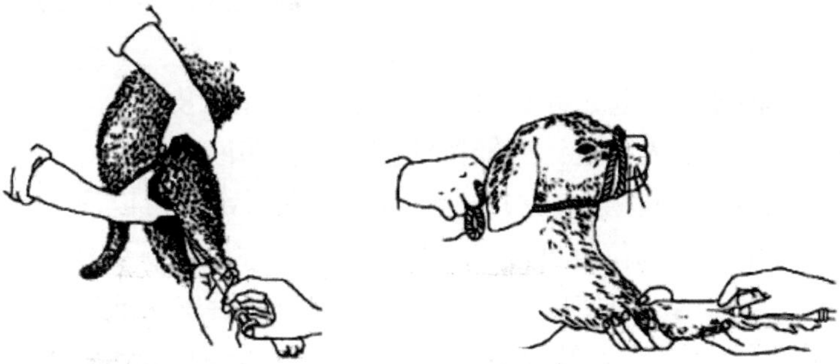
图 2-8　犬静脉注射

（2）腹腔注射：在注射时应刺入皮下，沿皮下向前推动后再刺入腹腔，注意避免损伤腹部内脏及血管。此操作方便，任何动物不论大小都可进行腹腔注射。

1）小鼠腹腔注射：抓取小鼠，使其头部朝下，抓紧背部皮肤使腹部皮肤紧绷，防止注射器刺入时损伤大肠、小肠等器官。进针的动作要轻柔，防止刺伤腹部器官，于两大腿根连线与腹中线交叉点一侧约 1cm 位置刺入皮下，在皮下平行腹中线推进针头，再刺入腹腔内，针尖通过腹肌后，抵抗力消失，回抽无回流物，缓慢推入药物。如图 2-9 所示。

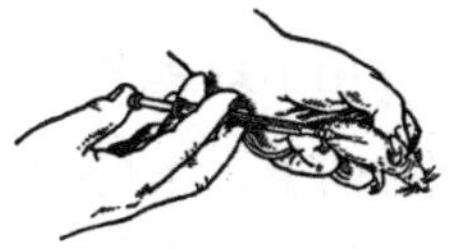
图 2-9　小鼠腹腔注射

2）大鼠腹腔注射：用食指按住头防止窜动，然后用其余四指左右抓住后颈皮和背部肌肉，单手操作拉住尾巴和非注射侧下肢（注射侧下肢由注射者固定）防止甩动。注射时大鼠头朝下，在大腿根部和前正中线之间 45° 进针，有穿破感觉即可，针头可略微朝上，防止扎到肠段。针穿破腹膜时大鼠会剧烈抖动，后腿抓挠，需要抓紧大鼠，稳定注射针头，最好等缓和后再推注射器、防止针头移位造成损伤或注射到皮下。如图 2-10 所示。

3）豚鼠腹腔注射：豚鼠腹腔注射和大小鼠腹腔注射方法基本相似，均需注意防止注射器伤及腹腔内脏器。

4）兔腹腔注射：注射部位选在脐后部腹底壁，偏腹白线左侧 3mm 处，剪毛消毒后，使兔后躯抬高，对着脊柱向下刺针，回抽活塞无回流物后注药，刺针不应过深，以免伤及内脏。注射宜选择在兔胃、肠、膀胱空虚时进行。当药液量大时应将其加热至与兔体温等同。

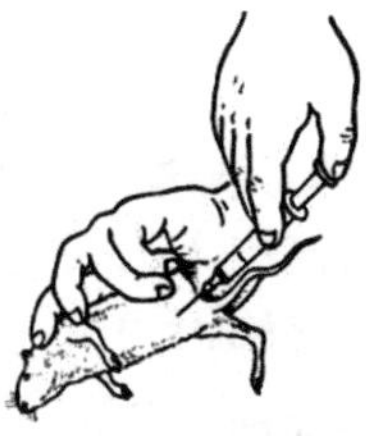
图 2-10　大鼠腹腔注射

5）猫腹腔注射：注射部位为脐到骨盆前缘连线的中间点，腹白线旁一侧（避开肝脏和膀胱）。注射前，先将猫侧仰卧，使肠管下移，并进行适当保定，局部剪毛消毒。将针头垂直刺入皮肤，依次穿透腹肌及腹膜。当针头刺破腹膜时，顿觉无阻力，有落空感，针头内无气泡及血液，也无脏器内容物，此时可进行腹腔内注射。注入的药液温度应和猫体温相近。

6）犬腹腔注射：将犬的两后肢提起固定，在注射部位局部剪毛消毒后，将针头垂直刺入腹腔内2～3cm，当感觉到针头前端有落空感，无阻碍且能自由摆动，然后回抽注射器活塞，不见血液、气泡或其他脏器内容物，证明针头在腹腔内，即可将药液注入腹腔。注射完毕后，用棉球按住进针部位，迅速拔出针头。

（3）皮下注射：将皮肤提起，针头角度不大于45° 刺入皮下，针头容易摆动时，证明针头已经在皮下，将药液推入，拔针后轻按针孔，防止药液渗出。

1）小鼠皮下注射：皮下注射最常用的注射位点在肩部，可以注射到颈部松弛的皮肤下，其他皮肤松弛有褶皱的部位也可注射。当需要反复注射时，要变换注射位点以减少局部皮肤反应。提起注射部位皮肤使皮下形成空隙将注射针沿皮肤推进5～10mm，针头可轻松左右摆动，表明针头在皮下，轻轻抽吸无回流物，注入药物，出针后应按压针刺部位，防止药液外漏和促进药物吸收。

2）大鼠皮下注射：皮下注射时提起注射部位周围皮肤，将针头刺入皮下，左手拇指与食指轻捏住大鼠颈部背侧松弛的皮肤，将注射针自大鼠头部向其尾部的方向插入夹住的颈背侧皮肤处，手指可以感觉到针头的位置，回抽无血，即可推注药液，注射时给药阻力较小。

3）豚鼠皮下注射：助手用左手从背面夹持动物颈部，将动物提起，并用大拇指钩住下颌部，其他几个手指将另一边的前腿固定，右手在下方将动物托起，手心向上，用拇指及食指、中指分别夹住右后腿和左后腿，露出蹊部。注射者消毒豚鼠蹊部，将皮肤提起，刺入皱褶底部。注入时阻力不大，而放下皮肤后，皮下呈扩散状隆起者为注射成功。

4）兔皮下注射：应选择组织疏松部位的皮肤，如兔的颈部和肩部。将注射部位的皮肤提起，针头刺入皮下，缓慢将药液注入，皮下注射不宜用力过猛，如过猛则会刺穿皮肤，使药液注射到体外。

5）猫皮下注射：通常选择皮肤较薄，皮下组织疏松而且血管较少的部位，如猫的颈部或股内侧皮下。注射时将猫固定好，局部剪毛消毒后，以左手将皮肤轻轻捏起，形成一个皱褶，右手持针刺入皱褶处皮下，缓慢将药液推入，用棉球按住进针部位的皮肤，然后拔出针头。

6）犬皮下注射：通常选择皮肤较薄、皮下组织疏松而血管较少的部位，如犬的颈部或股内侧皮下为较佳的部位。将犬固定好，局部剪毛后消毒，以左手的拇指、食指和中指将皮肤轻轻捏起，形成一个皱褶，右手将注射器针头刺入皱褶处皮下，缓慢注射药液后，用酒精棉球按住进针部皮肤，拨出针头，轻轻按压即成。

（4）皮内注射：须将注射部位的毛剃除，消毒后两手指按住注射部位周围皮肤使皮肤绷紧，注射器紧贴表层向上挑起并刺入，注射药液，注射时感觉阻力较大，完成后形成一个鼓起的白色小皮丘。注射完毕后将针头抽出后小皮丘不会马上消失，即可认为注射成功。

3. 局部给药

（1）皮肤给药：动物背部脱毛后，将药物涂于皮肤上，一般用于评价药物经皮吸收、致敏、光感及局部作用。

（2）眼内给药：常用于观察角膜、虹膜等眼部结构对药物的刺激性反应。

（3）阴道或直肠给药：抓起动物两后肢，抬高后躯，用导尿管插入腔道，再用注射器吸取药液后，经导尿管灌入腔道。也可直接将栓剂塞入腔道中。常用于实验动物为兔的实验。

4. 呼吸道给药

一般气体、粉尘及雾状等药物，均需要通过动物呼吸道给药。广泛应用于呼吸系统疾病、毒理学、药理学、吸入免疫、生物安全、药物开发与安全性评价等领域。

（五）给药容量及剂量

在给药前需考虑动物在不同给药途径下耐受的最大容量，确定后才能决定药物配制浓度。不同动物在给药时的最大耐受给药容量不同，给药过大均可能出现不同的生理反应，最后导致动物死亡。小鼠每次常用灌胃容量一般为 0.2～0.4ml/20g，不超过 0.8ml/20g，最大给药体积为 1ml/只；皮下、腹腔、静脉注射不超过 0.6ml/只。大鼠每次灌胃容量一般为 2～4ml/200g，最大不超过 6ml/只；皮下和静脉注射不超过 4ml/只；腹腔注射不超过 2ml/只。豚鼠基本与大鼠相似。兔灌胃最大给药量为 200ml，腹腔注射最大给药量为 5ml，静脉注射最大给药量为 10ml；犬灌胃最大耐受量为 500ml，皮下和静脉给药最大耐受量为 100ml，腹腔注射最大耐受量为 3ml。

确定给药容量后，给药剂量的确定亦十分重要。给药剂量的大小决定实验药物最后的作用是否可靠，剂量太小药物作用不明显，剂量过大则容易导致动物中毒死亡。且人与动物对同一种药物的耐受量相差很大，动物的耐受性大于人类，也就是动物的用药量远大于人类。动物实验中所用的药物剂量单位为 mg/kg 或 g/kg，临床上人的用量一般是“一次××片，一日××次”，在实验中均需换算为 mg/kg 或 g/kg。现最常用的确定给药剂量的方法（参考不同药理实验方法学书籍及文献汇总）有以下几种：

1. 查阅文献，参考预估

查阅文献中是否有相似药物的给药剂量，如果结构相似、用途相似，或者处方相似、提取工艺相似，则可作为参考，估算受试药物的合理剂量范围。或根据文献上有关急性毒性试验的数据来进行估算，以期采用合适的剂量。

2. 体表面积法换算

根据能量代谢的原理可得出，人和动物向外界环境中放出的热量与其体表面积成正比。很多研究指出，基础代谢率、肝肾功能、血药浓度、血药浓度-时间曲线下面积（AUC）、肌酐（Cr）、肌酐清除率、血液循环等都与体表面积基本成正比，因此药物剂量按照动物体表面积来计算更为合理，体表面积换算为较常用的方法。在已知人或某种动物的给药剂量时，可根据体表面积换算出另一种动物的所需药物剂量，换算公式为 A 动物给药剂量/B 动物给药剂量=A 动物体表面积/B 动物体表面积。

由于动物体表面积不易测得，可根据体重和体型系数进行推算，这个按体型系数计算体表面积的公式被称为 Mech 公式。计算公式为：$A=R\times W^{2/3}$，其中 A 为动物体表面积（m^2），W 为体重（kg），R 为体型系数，体表面积是与体重的 2/3 次方成正比的。体型系数是人们根据不同动物的体重与体表面积之间的关系计算出来的。不同的动物有不同的体型系数。不少动物（包括人）的体型系数在 0.09～0.1。常用实验动物体型系数如表 2-1 所示。

表 2-1　常用实验动物的体型系数

动物	小鼠	大鼠	豚鼠	兔	猫	犬	猴	人
体型系数	0.06	0.09	0.009	0.093	0.082	0.104	0.11	0.1～0.11

以大鼠为例，按体重 200g 计，设人的剂量为 X mg/kg，体重按 70kg 计，按体表面积计算：

大鼠的体表面积=$0.09\times 0.20^{2/3}$=0.0306。

人的体表面积=$0.1\times 70^{2/3}$=1.722。

体表面积比（大鼠/人）=0.0306/1.722≈0.018。

200g 大鼠的给药量为：X mg/kg×70kg×0.018=1.26X mg。

3. 等效剂量系数折算法换算

等效剂量系数折算法为药理学实验中常用的、最为经典的剂量换算的方法，是根据徐叔云教授主编的《药理实验方法学》中人和动物间按体表面积折算的等效剂量比值进行计算的，如表 2-2 所示。表中所有比值均按动物体表面积，且根据不同动物的固定体重计算得出，若动物体重有所改变时，比值将存在一定的偏差。

表 2-2　人和动物间按体表面积折算的等效剂量比值

	小鼠（20g）	大鼠（200g）	豚鼠（400g）	兔（1.5kg）	猫（2.01kg）	猴（4.01kg）	犬（12g）	人（70kg）
小鼠	1.0	7.0	12.25	27.8	29.7	64.1	124.2	387.9
大鼠	0.14	1.0	1.74	3.9	4.2	9.2	17.8	56.0
豚鼠	0.08	0.57	1.0	2.25	2.4	5.2	10.2	31.5
兔	0.04	0.25	0.44	1.0	1.08	2.4	4.5	14.2
猫	0.03	0.23	0.41	0.92	1.0	2.2	4.1	13
猴	0.016	0.11	0.19	0.42	0.45	1.0	1.9	6.1
犬	0.008	0.06	0.10	0.22	0.23	0.52	1.0	3.1
人	0.0026	0.018	0.031	0.07	0.078	0.06	0.32	1.0

例如人的临床用量为 X mg/kg，体重为 70kg，换算成大鼠的剂量：大鼠的剂量=X mg/kg×70kg×0.018/200g=6.3X mg/kg，按单位体重的剂量来算，大鼠的等效剂量相当于人的 6.3 倍。同样小鼠等动物的剂量与人的剂量比值均能计算出来，如表 2-3 所示。

表 2-3 不同实验动物与人的等效剂量比值

动物	小鼠	大鼠	豚鼠	兔	猫	猴	犬
剂量比值	9.1	6.3	5.42	3.27	2.73	1.95	1.87

注：此表在使用时人的体重为 70kg。

例如成人每天服用剂量为 10mg，计算大鼠的等效剂量=10mg/70kg×6.3=0.9mg/kg。

但是实际上表 2-2 是根据体型系数演算而来，换言之就是按体表面积来计算出等效剂量，其中动物体重均是按标准体重来计算，在实验中若实验动物的体重与标准体重相差较大，则按折算系数法计算出的给药剂量不准确。此方法虽没有按体表面积计算的给药剂量标准，但其以体重为参照，在一定范围内较为方便、实用。

4. 不同给药途径间的剂量换算

在做动物实验的时候，通常采用不同的给药途径，其作用效果有明显差异。不同的给药途径的给药剂量的换算则通过绝对生物利用度来进行。按照经典的定义，生物利用度是指药物吸收的速度和程度，吸收的速度与药物的达峰时间相关联，而吸收的程度与发挥作用的药量相关。因而生物利用度 F=药物吸收量/经静脉给药量，这就是绝对生物利用度。通常以静脉为参照来比较其他途径给药能达到静脉的百分之几来衡量。关于不同途径给药的问题，以实验经验总结：以口服量为 100 时，皮下注射量为 30～50，肌内注射量为 20～30，静脉注射量为 25。由此可以看出，实验中常把口服生物利用度估计为 25%左右，认为肌内注射相当于静脉注射的 80%，皮下注射相当于静脉注射的 50%。除此之外，腹腔注射吸收一般可达静脉注射的 80%～85%。如表 2-4 所示。

表 2-4 不同给药途径之间剂量换算估计简表

给药途径	静脉注射	口服	皮下注射	肌内注射	腹腔注射
生物利用度估计	全部进入血液循环，无吸收过程	25%～30%	40%～50%	80%左右	80%～85%
与静脉剂量之比	—	3.3～4	2～2.5	1.25 左右	1.18～1.25
与口服剂量之比	0.25～0.33	—	0.5～0.6	0.32～0.4	0.3～0.35

此简表所示只是一种多数情况下预估的剂量换算，可以参照经验进行估算，但实际上每种药物的生物利用度不尽相同，最好的办法是亲自实验来确定最终给药剂量。在实验中药量充足的情况下，尽量不要改变给药途径，改变后效果无法进行对比，导致实验结果误差较大。

5. LD_{50}与药效学剂量间的换算

在面对无任何参考资料的全新化合物时，一般会进行急性毒性试验，在实验中会得到 LD_{50}值，在测出 LD_{50}以后取其 1/10、1/20、1/30 作为实验中给药的高、中、低剂量。对于中药而言，可能很多时候测不到 LD_{50}，而是用最大耐受量（MTD）。以 MTD 的 1/2 或 1/3 作为实验中的给药剂量。根据预估的剂量进行预实验来观察实验结果，再对剂量进行优化，得到最终的实验剂量。

（六）对照品选择

1. 阳性对照药

阳性对照药即为公认有效，对所研究的适应证疗效最为肯定且安全的药物。用以检验实验体系是否可靠，对比两种药物的优劣及作用特点。阳性药物应是《中国药典》或部颁标准中收载，或新批准生产有生产批号的药物。可选择与实验药物主治一致的西药。在比较实验药物的优劣及作用特点时，阳性药物功效、主治、剂型及给药途径应与实验药物相似；在未存在符合要求的同类中药阳性对照药时，可在合理范围内适当灵活选择，其剂型可存在一些差异。在有多种同类药物可供选择时，应优选学术界及社会公认的、有足够临床数据支持的、疗效预期可重现的、有代表性的药物，不选择疗效较差、存在不良反应、已淘汰的药物。

2. 空白对照品

空白对照包括正常动物及模型动物的空白对照，以评定、观察实验是否处于正常状态及模型是否建立成功。根据实验要求不给予任何处理的对照或者给予生理盐水、蒸馏水、注射用水或食用水。若实验药物含有特殊溶媒或基质，应作溶媒或基质对照。

第三章　学术研究的方法选择梳理

一、中药药理研究的实验设计方法

（一）平行设计

平行设计是最常见的设计方法，要求不同的实验组同时、同地、同条件进行实验，同时要求受试者（如动物）随机分配到各组，而不能人为随便决定。临床试验因受限于样本量、伦理学且影响因素众多等，常采用 2 组平行设计。基础药理学实验常用 6 组实验，即正常动物组，疾病模型组，阳性对照组，高、中、低 3 个剂量组。

1. 设计方法

正规的平行设计应与随机化紧密结合。

实例：中药实验组 A 与对照组 B 进行抗炎平行实验，共有 20 只雄性小鼠，需按体重大小，并遵照均衡随机原则分配至 A 和 B 两组中。操作步骤如下。

（1）每只小鼠称重，按体重大小顺序编号。

（2）查表法：在随机数字表中任选一行（或列）的前 20 个数字，这样数字序号与动物序号对应，如数字较小的前 10 个序号所对应的动物进入 A 组，否则进入 B 组。

编程法：由计算机程序（如 SAS、DAS）给出标准化随机化方案，要点包括实验名称、软件名称、日期、编码者等要素，见图 3-1。

注意：①正规和严谨的方法应将随机化方案保存备查，如用相同的种子号，软件可重复出相同的随机化方案，保证其真实性，此点甚为关键；②如每组动物雌雄各半，则随机化应进行 2 次，例如先将雄性小鼠随机分组，每组 5 只动物，再对雌性小鼠进行同样的操作；③体重并非是随机的唯一因素，如动物造模后病情对结果影响更大，则应按病情程度来随机分组。

2. 数据处理

各组间具有相对独立性，因此数据分析常直接用 t 检验、χ^2 检验等最常见方法作组间比较，在药理学领域一般均认可和接受。

（二）交叉设计

交叉设计通常分为双交叉、三交叉和四交叉设计，分别让受试者按一定顺序，接受 2 种、3 种或 4 种处理。例如，24 人接受 A 和 B 两种药物治疗，采用双交叉设计，要求 12

人先用 A 药后用 B 药，表示为 AB 顺序；另 12 人先用 B 药后用 A 药，表示为 BA 顺序。为了使 A 和 B 间不产生交互影响，有时给药顺序间设清洗期，表示为 AOB 和 BOA。

中药两组抗炎实验的随机化方案

DAS3.0 软件，方案编制日期：2010/9/14

设计类型：分组分段均衡平行随机

设置参数：实验组（A）：对照组（B）=2：2，总例数 *N*：20

随机种子数：123458

受试物名称：

编制者：王××

研究单位：××中药研究所

体重编号	组别	体重编号	组别
1	A	11	A
2	B	12	B
3	B	13	A
4	A	14	A
5	B	15	B
6	A	16	B
7	B	17	B
8	A	18	A
9	A	19	A
10	B	20	B

图 3-1 举例随机化方案

1. 设计方法

交叉设计常采用拉丁方来设计实验，如图 3-2 所示。即每个拉丁字母在每行及每列中只出现 1 次。以下 2～4 交叉方阵，可重复使用或搭配使用，因此 2 交叉设计受试者总是 2 的倍数，3 交叉设计受试者总是 3 的倍数，而 4 交叉设计受试者总是 4 的倍数。人体生物等效性试验常用重复拉丁方进行设计。

2. 分析方法

计量资料的统计分析常用方差分析，计数资料多用模型方法分析（如 Logistic 模型），比较药物（或组分）间、周期间、个体顺序间统计学差异。药物的生物等效性临床试验常为交叉设计，国际有公认的标准分析方法，为方差分析结合双向单侧：*t* 检验（two one-sided test）。

（三）析因设计

析因设计是指在药理学实验中，多为两个组分多剂量充分配伍，形成一个剂量反应曲面，采用曲面分析求得效应极值的一种方法。

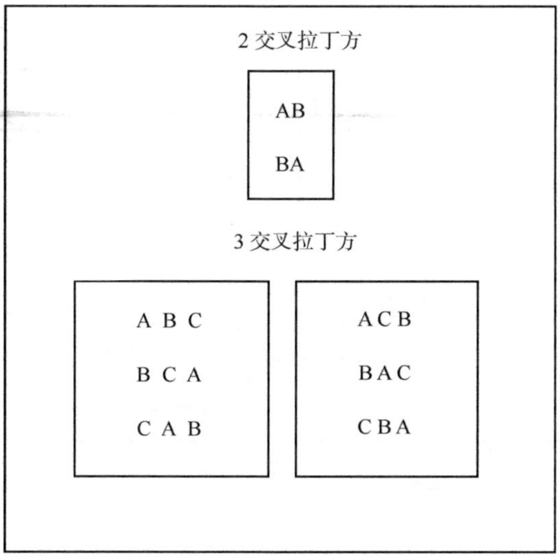

图 3-2　举例交叉拉丁方

1. 设计方法

典型的设计为 A、B 两个组，A、B 两个组分，区分 *n* 个水平，例如设不同剂量水平，然后剂量两两组合形成多个实验组，形成不同剂量和配比。

2. 分析方法

析因设计分析方法有多种，最为常见的为曲面模型，或采用多元线性回归模型。

（四）正交设计

正交设计按正交表排列，并写成一定的格式，例如 $L_8(2^7)$，它表示需作 8 次实验，最多可观察 7 个因素，每个因素均为 2 水平。

正交设计的特点是正交表具有均匀分散、整齐可比两个性质。

（1）每一列中，不同的数字出现的次数相等。例如，在 2 水平正交表中，任何一列都有数字 1 与 2，且任何一列中它们出现的次数是相等的。

（2）任意两列中数字的排列方式齐全，且均衡。例如，在 2 水平正交表中，任何两列（同一横行内）有序数字配对共有 4 种：1-1、1-2、2-1、2-2，每种配对出现次数相等。在 3 水平情况下，任何两列（同一横行内）有序配对共有 9 种：1-1、1-2、1-3、2-1、2-2、2-3、3-1、3-2、3-3，且每对出现次数也均相等。

注意：在药理实验中，正交设计主要用于多因素（如组分）、少水平（如剂量）的配伍研究，一般不超过 3 水平。

正交设计表：中药药理实验中，主要使用正交设计分析药味的配伍，列举常见的正交表，见表 3-1、表 3-2。

（五）均匀设计

正交设计为了达到整齐可比，实验次数往往比较多，我国数学家方开泰和王元认为，如去除整齐可比，保留均匀分布的设计方式，可使实验次数大为减少，由此提出了均匀设计。均匀设计的特点如下。

表 3-1　$L_4(2^3)$ 正交表

因素	1	2	3
配伍组 1	1	1	1
配伍组 2	1	2	2
配伍组 3	2	1	2
配伍组 4	2	2	1

表 3-2　$L_9(3^4)$ 正交表

因素	1	2	3	4
配伍组 1	1	1	1	1
配伍组 2	1	2	2	2
配伍组 3	1	3	3	3
配伍组 4	2	1	2	3
配伍组 5	2	2	3	1
配伍组 6	2	3	1	2
配伍组 7	3	1	3	2
配伍组 8	3	2	1	3
配伍组 9	3	3	2	1

（1）实验次数少：均匀设计让实验点在其实验范围内尽可能地均匀分散，实验次数降为与水平数相等。如 6 剂量水平时，只需做 6 次实验就可。

（2）因素的水平可多设，可适当调整，可避免高低水平相遇，防止实验中发生意外或反应速度太慢。

下面列出中药药理实验常用的均匀设计表与使用表，见表 3-3、表 3-4。

表 3-3　$U_5(5^3)$ 设计表

因素数量	1	2	3
1	1	2	4
2	2	4	3
3	3	1	2
4	4	3	1
5	5	5	5

表 3-4　$U_5(5^3)$ 使用表

因素数量		列号		偏差度
2	1	2		0.3100
3	1	2	3	0.4570

二、中药药理指标的性质及数据处理

（一）中药药理指标的性质及分类

中药药理研究中所观察或测量的实验数据，按实验指标的性质，可分为质反应资料、量反应资料和时反应资料三类。

1. 质反应资料

质反应资料又称计数资料、定性资料或枚举归属资料，如动物的死亡或存活，治疗的有效或无效，某反应的出现或未出现，以及临床治疗中的痊愈、显效、有效、无效等。质反应资料的特点是每一观察对象只有质的差别，可在总例数中枚举计数，并分别归属于某一档次，通常以发生率（p）、总例数（n）为主要参数，其关系是：

$$p=r/n \quad（r 为实际频数）$$

发生率可用%表示，也可用小数表示，通常取 3～4 位小数，如 36.5%可写为 0.365，总例数过少时建议用分数表示，如 1/3，不应写为 3.333%。

2. 量反应资料

量反应资料又称定量资料，或计量资料，如血压、体重、血细胞数、心功能指数、炎症抑制率、血压降低百分率等，其特点是每一个观察对象可得一个定量的数据，所以信息丰富得多。通常以均数$\bar{x}$作为一组数据的集中性参数，以标准差（s，SD）作为其离散性参数，第三个参数是该组例数（n），有人忽视报告例数，殊属不妥。三个参数常写成$\bar{x}\pm s(n)$的形式，这些参数近年用计算机直接计算，下列公式仅供参考。

均数：$\bar{x}=\sum x/n$

标准差：$s=\sqrt{\sum(x-\bar{x})^2/(n-1)}=\sqrt{\left[\sum x^2-\left(\sum x\right)^2/n\right]/(n-1)}$

x 为实验数据，n 是例数。

量反应资料的数据多有度量衡单位，但变化率、抑制率等则用%表示，不可误将发生率作为定性的质反应资料处理。

3. 时反应资料

时反应资料又称时间型量反应资料，如潜伏期、凝血时间、药效持续时间等，其特点是每个观察对象可得一个时间数据，但有时会出现血液不凝固或药效不出现（凝血时间为无穷大或潜伏期为无穷大）等情况，数据往往也不符合正态分布。因此，多数时反应资料不宜用均数及标准差作常规的统计分析。目前主张用非参数统计分析，如参比差值法、等级序值法、秩和法、Ridit 法等，也可用调和均数法统计。

（二）有效数字及数据处理规则

量反应资料的数据由于受测量仪表精度及读取误差的影响，仅是近似于实际真值的观察值，两者之差称为测量误差。因此，实际所得数据最后一位可有±1 的误差，称为估计数字，前面的测得数字是可靠的，称为确切数字，两者总称为有效数字。例如 21.34mg，前三位（21.3）是确切数字，最后的 4 是估计数字，共为四位有效数字。

数据处理中有些规则与习惯用法不同，应予以注意，主要有以下几点：

（1）数据前的零不是有效数字，数据后的零反而是有效数字，2.130mg 即 0.002 130g，也即 2130μg，均为四位有效数字。

（2）有效数字的多少反映了数据的相对误差，如 21.30 的误差是±0.01，故相对误差是 1/2130，而 21.3 的误差是±0.1，相对误差是 1/213，两者是不同的。

（3）数据加减运算时，得数的小数位数应取实测值中最小的小数位数，如 21.34+4.2=25.54，取 25.5。因为 4.2 的第一位小数只是估计值，故 25.5 也只能取一位小数。

（4）数据乘除运算时，得数的有效位数应取实测值中最小的有效位数，如体重 20.5g 的小鼠按 140.8mg/kg 用药，用药量为 2.8864mg，只能取 2.89mg，因为相对误差只有 1/205 左右。由此可见小鼠体重精确度较小时，配药及用药再精确也是无用的。

（5）数据的中间运算时，应多取 1～3 位有效数字，如 300×（2.8864–2.8548）=9.48，若一律取三位有效数字，则 300×（2.89–2.85）=12.0，两者差别很大。

（6）报告均数及标准差时，应首先将标准差定 2～3 位有效数字标准差（首位数为 1 或 2 时取三位有效数字；为 3 或 3 以上时取两位有效数字），然后再按标准差的小数位数决定均数的小数位数，如 3.4581g±0.347 361 32g 应写为 3.46g±0.35g。

（7）报告数据表格时，性质相同的数据应取同等的小数位数，缺零者应补齐，表格中的均数及标准差可以多写一位有效数字，以便核算统计分析。

（8）报告数据的尾数取舍，应按四舍六入，逢五变偶的规则，不同于习惯上的四舍五入，如 3.124→3.12、3.126→3.13，3.125→3.12（因为尾数 5 是估计数字，可能是 4，也可能是 6，取舍机会各占一半，不应逢 5 就入，所以规定按 5 的前一位数值决定取舍，该数是奇数时则进位变偶；是偶数时则舍尾仍然为偶，故称逢五变偶）。

（三）缺失数据、截尾数据与离群数据的处理

1. 缺失数据的处理

实验数据的缺失现象在中医药研究领域极其普遍，基于中医药的复杂性，实验设计中往往要涉及多方面的评价指标，包括药理、药效、基因组学、代谢组学、蛋白质组学等，由于各种因素影响，如动物意外死亡、样品丢失、受试者失访等均会造成数据缺失，因此实际工作中所测得的数据多呈缺失状态，缺失状态下的数据集不仅降低了统计效率，而且往往造成很多方面的数据分析工作不能实现。面对缺失数据集，最经常的做法就是对不完整的数据进行整行删除，这种做法没有考虑到被删除行所蕴含的数据信息，因而会造成数据的损失和分析结果的偏倚。针对缺失数据进行高效合理的填补可以弥补以上缺陷。

填补方法有均数填补法、条件均数填补法、随机填补法、条件随机填补法、回归填补法、Bootstrap 法、相关系数法、极大似然法、多重填补法等。

2. 截尾数据的处理

由于失访、改变治疗方案、研究工作结束时事件尚未发生等情况，部分患者不能彻底

随访到底，称为截尾。从起点至截尾点所经历的时间，称为截尾数据，它提供部分信息，说明患者在某时刻之前没有发生要观察的事件（如死亡），其处理方法参见生存分析。

3. 离群数据的处理

当个别数据与群体数据严重偏离时，被称为离群数据，除根据专业知识寻找其离群原因决定取舍外，还可以从统计学原理上运用常态分布规律，估计该数值出现的概率有多大。如果该数值出现的可能性非常小，则可视为异常数据舍去。如果概率较大，则说明由抽样得来的可能性比较大，应予以保留。其步骤是先将可疑异常值（x'）包括在内算出均数及标准差，再按下面的原则取舍：

（1）x'在$\bar{x}\pm 3s$范围内，出现的概率大于千分之三。x'来自抽样误差，尽管有些“异常”不应舍去。

（2）x'在$\bar{x}\pm 3s$范围之外（但在$\bar{x}\pm 4s$范围内），x'出现的概率小于千分之三，大于十万分之七，可结合专业知识决定取舍。

（3）x'在$\bar{x}\pm 4s$范围之外，x'出现的概率小于十万分之七，应舍去。

例如：$\bar{x}\pm s$为121±11的数据中，有一可疑异常值60（计算$\bar{x}$及s时已将60计算在内）。经判断：$\bar{x}\pm 4s$的范围为77～165，60在此范围之外，应予舍去并重新计算$\bar{x}$及s。

（四）数据转换

在药效统计分析中，根据专业知识和资料的性质，常需将观察值x先转化为X，然后以X为直接计算的数据来计算其均数（$\bar{X}$）、标准差和可信限，最后再逆转为X值。例如：

（1）对数转换：研究量效反应关系及计算最小有效量、最低有效浓度的平均数时，常将数据X作对数转换，$X=\lg x$。计算X的均数，最后通过取反对数逆转。这样求得的平均数称几何平均数$\bar{X}_G$，其数值与直接计算的均数不同。如果要直接用X计算$\bar{X}_G$，则须将这些观察值相乘再开n次方。即$\bar{X}_G=\sqrt[n]{X_1\cdot X_2\cdot X_3\cdot\cdots\cdot X_n}=\lg^{-1}\left(\dfrac{\sum\lg x}{n}\right)$。转换后则计算大为简化。

（2）倒数转换：计算潜伏期、血凝时间及平均速率时，常将数据作倒数转换，$X=\dfrac{1}{x}$。求其均数最后逆转而得到的平均数称为调和均数$\bar{X}_H$。即$\bar{X}_H=\left(\dfrac{\sum\frac{1}{x}}{n}\right)^{-1}$。

（3）平方转换或平方根转换：计算面积、容积和体积时，有时需进行$X=\sqrt{x}$、$X=x^2$或$X=x^3$等转换，这是通常要改变量纲的单位。

（4）其他转换：如死亡率转化为概率单位、反应强度转变为对数分值比等，视专业理论而定。

总之，在药效学研究中，数据的转换是很普遍、很灵活的，有时还是很复杂的。但转换的目的都是为更好地反映药物效应的规律和本质。

当数据有偏态时，不宜采用参数统计方法。此时除考虑数据转换外，还可采用非参数统计法。

三、中药药理研究的常用统计方法

（一）统计分析中的几个基本概念

1. 样本及总体

实验中所观察的对象总称为“样本”，例数多于100者为大样本，否则为小样本，中药药理研究主要使用小样本，中药临床研究则主要使用大样本。

实验研究的目的，是通过对样本的研究，如20只大鼠用某中药后血压降低2.57kPa±0.42kPa，经过统计学计算，以一定概率来推断该中药是否对大鼠有降压作用。因此，所有大鼠就是实验结论要推断的“总体”。我们不可能对所有大鼠（总体）直接进行实验，只是由总体中抽取20只大鼠（样本）进行实验研究，因此样本必须有良好的代表性，样本也不宜过小，一般质反应资料每组取20～100例，量反应资料每组取8～30例，大动物的中药药理实验每组不宜少于5例。

2. 假设检验及显著性检验

两者意义相同（前者应用较广，现认为前者含意更确切，有人建议应取代后者），统计分析时，首先应做出某种假设，通常假设甲乙两组样本均来自同一总体，实际上两组并无差异，现在两组样本实测值所出现的差别，不过是抽样误差造成的偶然，这种假设称为无效假设。通过统计学计算可以估计出这种情况的样本来自同一总体的可能性（概率）有多大。

（1）如可能性小于1%（记为 $P<0.01$），则否定上述无效假设，承认两组确有不同，可下结论为“两组差别有非常显著意义”。

（2）如可能性小于5%，但大于1%（规定记为 $P<0.05$），则拒绝上述假设，承认两组有所不同，可下结论为“两组差别有显著意义”。

（3）如可能性大于5%（记为 $P>0.05$），则不能拒绝上述假设，承认两组可能来自同一总体，可下结论为“两组差别无显著意义”。请注意：$P>0.05$ 时不能下结论为“两组本质相同，药效相等”。因为差别无显著意义的原因，可能是两组本质相同，但也可能是例数不够多或实验波动较大，当 P 略大于0.05时，如果重复一批实验或增加例数并改进实验精确度，有可能取得 $P<0.05$ 的统计结果。要想说明两药等效，应作等效性或非劣性检验。

3. 优效、等效和非劣效试验

这是药理研究中常进行的三种试验，分别用以下检验。

（1）优效性检验：试验药优于阴性或阳性对照，或有效剂量试验证实一个剂量是最有效的。采用阴性或阳性对照应按试验要求科学地安排。检验目的可简单理解为“是否 $A>B$ 或 $B>A$？”即推断两药间的差异是否有显著意义。当新药的均数或有效率大于对照药时，如优效性单侧检验结果为 $P<0.025$，则可做出新药优于对照药的推断（推断错误的可能性小于 2.5%）。如优效性单侧检验结果为 $P>0.025$，此时虽然新药的均数或有效率大于对照药，但不能做出总体上新药优于对照药的推断。

（2）等效性检验：是将试验药和相应的阳性药物进行比较，检验两者药效是否具有等效性。研究者根据药物性质确定等效界限（专业上能接受的最大差别范围），并明确列入研究计划。检验目的可简单理解为"是否 A 在 $B\pm D\%$范围内?"，即推断新药与有效参比药品是否临床等效。该检验应先根据专业知识确定等效界限（δ），所以与有效性检验性质完全不同。统计上应进行双向单侧 t 检验。只有在高方向和低方向均有显著意义（$P<0.05$），才能做出"等效性检验合格"的判断。应注意：统计结论是"等效性检验不合格"，这一结论与"两药不等效"的意义不同，不能混淆。

（3）非劣效性检验：用来说明一个被研究的产品并不比阳性对照差，非劣效则只要满足一组不比另一组差即可。检验目的可简单理解为"是否 A 不小于 B?"。非劣效性检验的情况大致同等效性检验，但是只作一次单侧检验，检验水准为 α。

4. 统计结论与专业结论

上面所述的"两组差别有显著意义"仅是统计结论，对实验做结论时还应考虑专业结论，如果两组的血压降低值的均数只差 0.5kPa，尽管 $P<0.01$，统计学上有非常显著意义，但实际上两组的降压作用在临床上是相差不大的。

（二）质反应资料的统计分析

1. 两组阳性率的统计分析——$\chi^2_{(2+2)}$法

本法又称"四格表法"，其 χ^2 检验公式有以下几种形式：

（1）Pearson 原 χ^2 公式

$$\chi^2=\frac{(ad\times bc)^2 n}{(a+b)(c+d)(a+c)(b+d)}$$

（2）Yates 校正 χ^2 公式

$$\chi^2=\frac{(|a\times d-b\times c|-0.5\times n)^2\times n}{(a+b)(c+d)(a+c)(b+d)}$$

（3）Cochran-Mantel χ^2 公式

$$\chi^2=\frac{(ad\times bc)^2(n-1)}{(a+b)(c+d)(a+c)(b+d)}$$

其中 Pearson 原 χ^2 公式适用于卫生研究等大样本，Yates 校正 χ^2 公式适用于药理学研究等小样本，Cochran-Mantel χ^2 公式近年认为适用于临床研究。

当 $\chi^2>6.635$ 时，$P<0.01$；$\chi^2>3.841$ 时，$P<0.05$；$\chi^2<3.841$ 时，$P>0.05$。

例算，甲药组 50 例，有效 35 例；乙药组 50 例，有效 25 例，见表 3-5。

代入 Yates 校正 χ^2 公式：

$\chi^2<3.841$，$P>0.05$，差别无统计学意义。本例的统计学结论是：经 χ^2 检验，两组有效率的差别无统计学意义（$P>0.05$）。专业结论：尚不足下甲药优于乙药的结论。

表 3-5　举例数据（一）

分组	有效	无效	总计	有效率
甲药组	35（a）	15（b）	50（$a+b$）	35/50=70%
乙药组	25（c）	25（d）	50（$c+d$）	25/50=50%
总计	60（$a+c$）	40（$b+d$）	100（n）	

注意：本例如用 Pearson 原 χ^2 公式，则 $\chi^2=4.1667$，用 Cochran-Mantel χ^2 公式，则 $\chi^2=4.125$，均大于 3.841，结论错为有统计学意义。结论与前不同。可见在药理研究的小样本中以 Yates 校正 χ^2 公式为宜。

$\chi^2_{(2+2)}$ 法虽简便实用，但应注意合理应用，盲目套用公式，常易发生差错。$\chi^2_{(2+2)}$ 法的合理应用及注意事项如下。

（1）四格表中出现 0 或 1，不宜用 $\chi^2_{(2+2)}$ 公式，应改用直接概率法（后述）。

（2）两组构成比不同时（如两组中轻、重患者的比例不同，或成人、儿童的比例不同），不宜用 $\chi^2_{(2+2)}$ 法对合计数据进行分析，应分别用 $\chi^2_{(2+2)}$ 法统计，请仔细观察表 3-6。

表中病情轻者或重者，都是乙药组有效率比甲药组高，但合并以后，反而是乙药组有效率比甲药组低，这种矛盾现象就是构成比不同所引起的。当两组构成比不同时，对合并数据进行统计常无价值，分别统计则能反映药效的真实情况，例如罂粟与贝母对轻症咳嗽均很有效，对重症咳嗽，则罂粟明显优于贝母。

（3）用 χ^2 法分析时，应注意阳性反应判断标准的合理性，下例因判断标准不同，使统计结论有了差别，见表 3-7。

（4）有配对关系的质反应资料，不宜用 $\chi^2_{(2+2)}$ 法，应改用配对 χ^2 法（后述）。$\chi^2_{(2+2)}$ 法中两组（甲组及乙组）每一个体只受一种处理，枚举的归属也是两种（阳性或阴性），如果每一个体受两种外力（每一个体左右两侧用两种药物，或先后用两种药物，或每一血液样本受两种方法检验），则枚举的归属就不是两种而是四种（甲+乙+，甲+乙−，甲−乙+，甲−乙−），此时应改用配对 χ^2 法（见下节），这是初学者最易犯的差错，务必注意。

表 3-6　举例数据（二）

病情	甲药组			乙药组		
	人数	有效人数	有效率	人数	有效人数	有效率
轻	80	64	80%	40	36	90%
重	40	8	20%	100	40	40%
合计	120	72	60%	140	76	54.3%

表 3-7　举例数据（三）

实际数据（血压降低，kPa）			以 2kPa 为界限			以 3kPa 为界限		
数据分档	甲组	乙组	疗效	甲组	乙组	疗效	甲组	乙组
＜1	10	10	无效	40	50	无效	70	90
1～	30	40	有效	60	50	有效	30	10

续表

实际数据（血压降低，kPa）			以 2kPa 为界限			以 3kPa 为界限		
数据分档	甲组	乙组	疗效	甲组	乙组	疗效	甲组	乙组
2～	30	40						
3～	30	10	$\chi^2=1.64$，$P>0.05$			$\chi^2=11.3$，$P<0.05$		

2. 简化直接概率法

如四格表中有 1 或 0，则上述方法误差很大，此时应改用 Fisher 直接概率法。该法计算相当繁杂。当两组例数相近时，可用以下简化直接概率法公式。

（1）公式

$$P=2\times\left[\frac{1+B+2D}{1+B+2D+2C}\right]^{B}\times\left(1+\frac{A\times B\times C}{N}\right)$$

公式中各符号含义：A 是四格表中 0 或 1，其邻位较小值为 B，邻位较大值为 C，对角位值为 D，见表 3-8。

表 3-8　举例数据（四）

组别	出现反应	不出现反应	总计	数值中有 0
甲组	6（B）	14（D）	20	A=0　B=6　C=20　D=14　N=40
乙组	0（A）	20（C）	20	$1+B+2D=1+6+2\times14=35$

（2）例算：表 3-8 中 $P=0.020\,66$（$P<0.05$）。

（3）结论：经简化直接概率法计算，乙药的不良反应发生率低于甲药（$P<0.05$）。

注意：本例如用正规 Fisher 直接概率法，$P=0.0202$，计算结果相近；用 Pearson 法 $\chi^2=7.0588$，$P=0.007\,89$；Yates 法 $\chi^2=4.901\,96$，$P=0.026\,83$；Cochran-Mantel 法 $\chi^2=6.882\,53$，$P=0.008\,71$，计算结果均有误差。

（4）评价

1）对于四表格中有 0 或 1 的统计分析，Fisher 直接概率法精确而繁杂。本法与 Fisher 直接概率法原理相同，但计算大大简化，只适于两组例数相近的计算。当两组例数相差过大时，请参阅相关专著，使用 Fisher 直接概率法。

2）注意四格表中 A、B、C、D 位置。

3）当四格表中有 0 或 1 的数据，如用 χ^2 检验误差很大，易出差错。

3. 配对质反应资料的统计分析——配对 $\chi^2_{(2\times2)}$ 法

（1）例算：有 100 例患者，用某中药方剂治疗一疗程（7 日），43 例有效；继续服药至两疗程（14 日），60 例有效，应如何作统计分析?

本例是配对资料，不应作 $\chi^2_{(2\times2)}$ 法分析，应做配对 χ^2 法，但所给信息是不充分的，因为无法知道四种归属（Ⅰ+Ⅱ+，Ⅰ+Ⅱ-，Ⅰ-Ⅱ+，Ⅰ-Ⅱ-）各是几例，现假定查原始资料后知道一、二两个疗程均有效者为 10 例，则可用反推法由两疗程 60 例有效，判断出一疗程无效而两疗程有效者（Ⅰ−Ⅱ+）应是 60−10=50 例。据此推断出四种归属各是几例，然后列表并用配对 χ^2 法计算。注意：配对 χ^2 法的四格表及计算公式均与 $\chi^2_{(2+2)}$ 法不同。

$$\text{配对}\chi^2\text{值}=\frac{(|b-c|-1)^2}{b+c} \quad (\chi^2_{(0.05)}=3.841;\ \chi^2_{(0.01)}=6.635)$$

公式中只用 b（Ⅰ−Ⅱ+）及 c（Ⅰ+Ⅱ−），不考虑 a 及 d，见表 3-9。

表 3-9 举例数据（五）

两疗程疗效	一疗程		合计	配对 χ^2 检验
	有效	无效		
有效	10（a）	50（b）	60	χ^2=3.08
无效	33（c）	7（d）	40	
合计	43	57	100	$\chi^2<3.84$，$P>0.05$

（2）结论：经 χ^2 配对法检验，两种疗程间差别无显著意义。如果用 $\chi^2_{(2\times2)}$ 法，则 χ^2 =5.12，$P<0.05$，结论错误。

4. 等级资料的统计分析

当反应类型间有等级关系时，如痊愈、显效、有效、无效；−、+、++、+++、++++；免疫学中的抗体滴度、凝集效价等有序分类资料称为等级资料。等级资料可用 Ridit 法、秩和检验或等级序值法进行统计分析。其中等级序值法原理易于理解，计算简便准确，特别便于各个实验组与对照组的对比分析，在药效统计分析中较为适用。

（1）Ridit 法（与标准总体比较）

1）方法及公式：先确定一个标准组，标准组例数较多，视为标准总体。其 R 值均数恒为 0.5，R 及标准组的例数均不参与以下计算。

试验组 R 的均数：$\bar{R}_t=\dfrac{\sum fR}{n}$

95%可信区间= $\bar{R}_t \pm 1/\sqrt{3n}$ =（$\bar{R}_t -1/\sqrt{3n}$，$\bar{R}_t +1/\sqrt{3n}$）

其中，R 为标准组各等级的 R，f 为试验组各等级的例数，n 为试验组的总例数。结果判断：由试验组计算出的 95%可信区间，若包括 0.5，则认为试验组与标准组间的差异无统计学意义；若可信区间不包括 0.5，则认为试验组与标准组的差异有统计学意义。

2）例算：设置试验组为新药组，参比药品组为标准组，实验结果见表 3-10。

表 3-10 举例数据（六）

组别	例数	痊愈	显效	有效	无效
参比药品	3330	30	670	1870	760
新药	94	13	21	51	9

计算参比药品各等级 R，见表 3-11。

表 3-11　举例数据（七）

疗效等级 （1）	例数 （2）	例数×0.5 （3）	等级前累计 （4）	（3）+（4） （5）	R （5）/合计数
无效	760	380	0	380	0.114
有效	1870	935	760	1695	0.509
显效	670	335	2630	2965	0.890
痊愈	30	15	3300	3315	0.995
合计	3330				

试验药 Ridit 值的平均值：

$\bar{R}_t$=0.624；95%可信度区间 0.570～0.678，不包括 0.5，差异有统计学意义，可认为新药疗效优于参比药品。

（2）Ridit 法（两组间比较）：药理学试验中例数通常较少，将两组例数合并作为标准组，分别计算两组的平均 Ridit 值，做显著性检验，与 Ridit 法（与标准总体比较）不同，标准组的 R 也参与计算。

1）公式

$$u=\frac{\bar{R}_c-\bar{R}_t}{\sqrt{S_R^2\left(\frac{n_c+n_t}{n_cn_t}\right)}}$$（$u_{0.05}$=1.96；$u_{0.01}$=2.58；S_R^2 值可根据不同 k 值查表 3-12）

表 3-12　由等级数 k 查 S_R^2

k	2	3	4	5	6	7	8	9	10
S_R^2	1/16	2/27	5/64	2/25	35/432	4/49	21/256	20/243	1/12

2）例算：某次中药临床试验的结果见表 3-13，试分析两药疗效是否存在差异。

表 3-13　举例数据（八）

组别	例数	痊愈	显效	有效	无效
参比药品	97	23	28	29	17
新药	100	37	29	21	13

两组合并为标准组，并计算各等级 R，见表 3-14。

表 3-14　举例数据（九）

疗效等级 （1）	例数 （2）	例数×0.5 （3）	等级前累计 （4）	（3）+（4） （5）	R （5）/合计数
无效	30	15	0	15	0.076 14
有效	50	25	30	55	0.279 19
显效	57	28.5	80	109	0.550 76
痊愈	60	30	137	167	0.847 72
合计	197	—	—	—	—

3）结果：标准组 $\bar{R}=0.5$；参比药品 $R_c=0.4568$；试验药 $\bar{R}_t=0.5419$。

4）结论：$u>1.96$，$P<0.05$，两药差别有统计学意义，可认为新药疗效优于参比药品。

（3）等级序值法

1）公式

参比差值 $D_i=\dfrac{M_i}{n_0}-1$（参比组 D_0 恒为 0，可比较疗效大小）

显著性检验 $u=\dfrac{|\bar{D}_i|}{\sqrt{(1/n_i+1/n_0)\times(1-1/k^2)/3}}$（$u_{0.05}=1.96$；$u_{0.01}=2.58$；$k$ 为等级数）

2）例算：仍以前例数据计算，按疗效由小到大，列表 3-15。

表 3-15　举例数据（十）

等级	参比组		等级分值 $f=s+s'$	新药组例数 r	新药组得分 $f\times r$
由小到大	例数	累加 s	本行 s+上行 s		
无效	17	17	17+0=17	13	15×18=221
有效	29	46	46+17=63	21	55×40=1323
显效	28	74	74+46=120	29	110×45=3480
痊愈	23	97	97+74=171	37	220×166=6327
合计	$n_0=97$			$n_i=100$	$F_1=11\ 351$

注：新药组平均分 $M_i=11\ 351/100=113.51$。

3）结果：$D_i=0.170\ 21$，该值大于 0，表明新药组优于参比组；显著性检验 $u=2.1365$。

4）结论：$u>1.96$，$P<0.05$，两药差别有统计学意义，可认为新药疗效优于参比药品。

5）评价

A. 任何一组作参比均可，u 值与 Ridit 方法计算结果相同（2.1365）。

B. 本法计算精确，S_R^2 采用了校正，不是近似的 1/12。

C. 计算简单，避免了小数运算及四舍五入的误差。

D. 计算了 D 值，表示试验组 B 与参比组 A 的差值，正表示 $B>A$，负表示 $B<A$，D 恒在−1～1，D 的绝对值越大，表示两组差别越大。

E. 可用于两组对比，也可用于试验组与大样本对照组对比。

5. 多行多列资料的统计分析——$\chi^2_{(R\times C)}$ 法

在计数资料中，如存在多区组（A 组、B 组、C 组……，甲药、乙药、丙药……），反应类型也在两种以上时，则可采用 $\chi^2_{(R\times C)}$ 法进行显著性检验。$\chi^2_{(R\times C)}$ 法曾有多种公式形式，如前面的 χ^2 基本公式也可用于多行多列资料的分析，但计算颇为烦琐。我们推荐下面的公式，因为：①形式简单；②直接用观察值计算，不必另求理论值；③便于用计算器计算；④精确度高，不致因四舍六入引起误差。

（1）公式

$$\chi^2=\left(\sum\frac{a^2}{r\cdot c}-1\right)\times N$$

$$f=(R-1)(C-1)$$

r 为 *a* 所在行的合计例数；*c* 为 *a* 所在列的合计例数；*R* 为行数；*C* 为列数；*a* 为表中各属性的例数，显然，共有 $R\times C$ 个 *a* 值。*N* 为总例数。

（2）例算：以不同药物（甲药、乙药、丙药、丁药）的药效为例，见表 3-16。

表 3-16　各组药物的试验结果

	甲药	乙药	丙药	丁药	合计
阳性数	80	10	120	40	250
阴性数	20	70	80	60	230
合计	100	80	200	100	480

$\chi^2=92.327$，$f=3$，查表得 $\chi^2=11.345$，故 $\chi^2>\chi^2_{0.01}$，$P<0.01$，差别有非常显著意义，说明甲药、乙药、丙药、丁药的药效不同。

（3）讨论

1）$\chi^2_{(R\times C)}$ 法只说明各区组数据均来自同一总体的可能性有多大，是就各区组总的差别来说的。它并不具体比较各组中阳性率的差别有无显著意义。如要具体分析，还应用 $\chi^2_{(2\times 2)}$ 法进行两两比较。

2）$\chi^2_{(R\times C)}$ 法各区组例数不宜过少，各理论频数（rc/N）不能小于 5，否则应将区组合并，但要注意并组的合理性。由于并组，自由度将随组数减少而减少。

请注意 $\chi^2_{(R\times C)}$ 法的列间及行间均是无序的（无等级关系）。对于有等级关系的资料不应采用 $\chi^2_{(R\times C)}$ 法，而应采用前述等级资料分析法。

6. 多批质反应的统计分析（CMH 方法）

CMH（Cochran-Mantel-Haenszel statistics）统计分析，现又称为扩展的 MH 卡方统计（extended Mantel-Haenszel statistics）或 MH 检验，可用于多批次试验的 2×2、$2\times r$、$s\times 2$ 及 $s\times r$ 列联表资料的统计处理。此处介绍 CMH 方法在多批次试验 2×2 表资料的应用，可有手工计算。

（1）例算：某新药与参比药品的多批次试验资料见表 3-17。

表 3-17　举例数据（十一）

	新药有效（*a*）	新药无效（*b*）	参比药品有效（*c*）	参比药品无效（*d*）	合计（*n*）	*U*（$ad-bc$）/n	*V*
第 1 批	49	2	46	7	104	2.4135	2.0745
第 2 批	47	3	43	8	101	2.4455	2.4748
第 3 批	42	6	41	9	98	1.3469	3.2074
第 4 批	44	8	39	8	99	0.4040	3.3791
合计						6.6100	11.1358

注：$V=(a+b)(c+d)(a+c)(b+d)/n^2/(n-1)$。

$$\chi^2_{MH}=\frac{\left[\sum U\right]^2}{\sum V}=\frac{\left[\sum (ad-bc)/n\right]^2}{\sum\left[(a+b)(c+d)(a+c)(b+d)/n^2/(n-1)\right]}$$

$$f=1\ (\ \chi^2_{0.05}=3.841；\ \chi^2_{0.01}=6.635\ )$$

$$\chi^2_{MH}=3.924>3.841，P<0.05$$

（2）结论：多批次混杂因素被控制后，新药与参比药品的差异有统计学意义，可认为新药疗效优于参比药品。注意：多批资料研究时，不应将各批数据简单相加，视为同一批数据进行卡方分析。误用各中心数据简单相加法计算，则 $\chi^2=3.234$，$P>0.05$，无统计学意义，结论与前述不同。

（三）量反应资料的统计分析

对计量资料进行统计分析应选择适宜的方法，避免盲目套用公式。在统计分析前需要多考虑一些问题，如：①是否有异常值?②数据分布是否偏态?③是否方差齐?④数据是否需要转换?⑤是否为配对设计？⑥是两组还是多组?⑦选用单侧检验还是双侧检验?⑧是否存在不定值?现给出计量资料统计方法选择表，并对一些要点进行讨论。

1. 两组均数的统计分析——t 值法及 t' 值法

（1）t 值法的应用前提条件：t 值法应用很广，但有些人忽视了其前提条件，不符合以下条件者不宜用 t 值检验。

1）数据中有无应舍异常值，数据中的特大或特小值，应查找原因，如属技术差错，应予舍弃；如查不出原因，但该值已在 $\bar{x}\pm 3s$ 范围之外，可考虑舍弃，否则不能随便舍弃。

2）数据应符合正态分布，如有明显偏态，不宜用 t 值法，应改用非参数统计（后述），在小样本（$n<50$）中可计算均数两侧的数据各有几个，其差值为 D，公式：$R=4\times n-D^2$。

D 为均数两侧例数之差，n 为例数，如 R 为负，表示数据肯定为偏态，不宜用 $\bar{x}\pm s$；如 R 为正，表示数据无明显偏态，可以用 $\bar{x}\pm s$ 进行 t 值统计分析。

3）两组方差应基本相齐，方差即标准差的平均值，可用下法检查，$F>F_{0.05}$ 表示方差不齐，应改用校正 t' 值法检验。

$$F=s_1^2/s_2^2$$

式中取 s 较大者为 s_1，n_1；较小者为 s_2，n_2。

$F_{0.05}$ 值应查 F 值表。

（2）t 值法公式

1）典型公式

$$t=\frac{\left|\bar{x}_1-\bar{x}_2\right|}{\sqrt{\frac{s_1^2\times(n_1-1)+s_2^2(n_2-1)}{n_1+n_2-2}\times\left(\frac{1}{n_1}+\frac{1}{n_2}\right)}}\quad(\ f=n_1+n_2-2\ )$$

2）例数较大时的简化 t 值公式

$$t=\frac{\left|\bar{x}_1-\bar{x}_2\right|}{\sqrt{s_1^2/n_1+s_2^2/n_2}}\quad(\ f=n_1+n_2-2\ )$$

3）方差不齐时的校正 t'值公式

$$t'=\frac{\left|\overline{x}_1-\overline{x}_2\right|}{\sqrt{s_1^2/n_1+s_2^2/n_2}}；\ \mathrm{DF}'=\frac{\left(S\frac{2}{x_1}+S\frac{2}{x_2}\right)^2}{\frac{S\frac{4}{x_1}}{n_1-1}+\frac{S\frac{4}{x_2}}{n_2-1}}$$

4）t 值简表见表 3-18。

表 3-18　t 值简表

自由度（f）	5	8	10	15	20	30	40	50	80	120	∞
$t_{0.05}$	2.57	2.31	2.23	2.13	2.09	3.04	2.02	2.01	1.99	1.98	1.96
$t_{0.01}$	4.03	3.36	3.17	2.95	2.84	2.75	2.70	2.68	2.64	2.62	2.58

如 $t>t_{0.01}$，则 $P<0.01$，差别有非常显著意义；如 $t>t_{0.05}$，则 $P<0.05$，差别有显著意义；如 $t<t_{0.05}$，则 $P>0.05$，差别无显著意义。

5）例算：数据见表 3-19，结合数据说明全部计算步骤。

表 3-19　举例数据（十二）

组别	用药后血压（kPa）	$\overline{x}\pm s(n)$
甲组	11，9，12，10，14，13，9，12	11.25±1.83(8)
乙组	17，12，20，9，23，12，8，14，20，17	15.20±5.01(10)

A. 查应舍异常值：甲组 $\overline{x}\pm3s$=（5.8→16.8），无应舍数据，乙组 $\overline{x}\pm3s$=（0.17→30.2），也无应舍数据。

B. 查有无偏态：甲组 R=32，乙组 R=40，均为正值，说明两组均无明显偏态。

C. 查有无方差不齐：F=7.5，$F_{0.05}$=4.82，$F>F_{0.05}$，方差不齐，应该用校正法 t'公式。

D. 计算 t', f'：t'=2.31；DF′=11.3。

E. 统计判断：用孙-宋氏公式（f=11.3），或用近似值（f=11）查 t 值表，$t_{0.05}$=2.20，本例 $t'>t_{0.05}$，$P<0.05$，差异有统计学意义。

F. 统计判断：用孙-宋氏公式（f=10.1），查 t 值表。

$t_{0.05}$=2.225；$t_{0.01}$=3.16。

本例 $t'>t_{0.05}$，$P<0.05$，差异有显著意义，乙药疗效大于甲药。

6）两组 t 值法的注意事项

A. 必须先作三项前提检查，才能选择正确的公式，上例如用两组 t 值法，不进行校正，则 t=2.11，$t_{0.05}$=2.12，$t<t_{0.05}$，$P>0.05$，统计结论与前述不同。

B. 数据中如有不确定值（潜伏期大于 10s），或数据不符合正态时，应改用非参数统计。

C. 数据有配对关系时（如交叉设计、拉丁方设计，同一对象前后或左右两侧用两种处理等），切勿误用两组 t 检验，应改用配对 t 检验。

2. 配对的量反应资料的统计分析——配对 t 值法

配对 t 值法，又称差值均数 t 值法，是同一组试验对象用药前后或接受两种不同处理时，观察值差值的显著性检验。

（1）公式

$$t=\overline{x}/s\times\sqrt{n}\ ;\quad f=n-1$$

例如：某次中药降压实验数据见表 3-20。

表 3-20　举例数据（十三）

项目	血压（kPa）	$\overline{x}\pm s(n)$
用药前血压	15，14，13，18，16，15，15，19	15.62±2.00（8）
用药后血压	10，11，13，16，13，14，13，14	13.00±1.85（8）
前后偏差	5，3，0，2，3，1，2，5	2.62±1.77（8）

经检查前后差值中无应舍数据，数据无明显偏态。配对 t=4.19，f=7。

$t_{0.01}$=3.50，$t>t_{0.01}$，$P<0.01$。

（2）结论：用药后血压确有下降（$P<0.01$），用药前后的血压差值与零的差别有非常显著意义。

（3）注意事项

1）配对 t 检验的差值数据，事先也应检查有无应舍数据、数据有无偏态。

2）配对数据的差值均数与用药前后的均数之差相等，但其标准差则与用药前后的标准差无关，必须用差值来计算标准差，本例如误用两组 t 检验，则 t=2.72，$t_{0.01(14)}$=2.98，$t<t_{0.01}$，达不到非常显著水平，统计结论也有了错误。

3）应当强调指出，配对 t 检验常混杂有干扰因素，如血压降低可能由于有休息、护理及心理因素的影响。因此，实际工作中常有必要再设对照组，比较两组血压降低的差别有无显著意义，以便消除干扰因素的影响，通常研究所得数据为以下形式，见表 3-21。

表 3-21　举例数据（十四）

组别（1）	例数（2）	用药前 kPa（3）	用药后 kPa（4）	差值（kPa，下降值）（5）	前后对比配对 t 检验（6）
中药	6	3.33±1.63	1.50±0.84	1.83±2.33	t=1.92，$P>0.05$（a）
阴性对照	6	5.17±2.24	3.84±1.60	1.33±0.82	t=3.97，$P<0.05$（b）
两组对比		t=1.63	t=3.17	t'=0.50	
t 检验		$P>0.05$（c）	$P<0.05$（d）	$P>0.05$（e）	

如仅列出上表的（1）、（2）、（3）、（4）列，并以两组用药后数据作 t 检验，得出（d）$P<0.05$ 的结论，这是不可靠的，因为阴性对照血压也下降，说明其中混杂有干扰因素。

如仅看（a）、（b）两项，认为阴性对照前后对比差异显著，而中药不显著，得出阴性对照优于中药，当然也不合理，因为实际上中药的差值略大于阴性对照。

正确的统计结论应根据第（5）项，即两组差值的 t 检验，按（e）做出两组用药前后差值并无显著意义。

表中第（3）列是有意义的，它可以反映实验设计是否合理，如果（c）项是 $P<0.05$，则表示用药前两组数据差别已有显著意义，实验的可比性很差。

研究报告通常以采用下表形式为宜，见表 3-22。

表 3-22　举例数据（十五）

组别	例数	用药前 kPa	1h 后下降值 kPa	2h 后下降值 kPa	4h 后下降值 kPa
中药	6	3.33±1.63	1.03±2.33	2.95±1.46	2.54±1.24
阴性对照	6	5.17±2.24	1.33±0.82	1.27±1.01	1.28±0.86

3. 两组量反应资料的非参数统计——参比差值法

两组中任一组数据有明显偏态或有不确定值时，不宜用 t 检验，应改用非参数统计。较好的方法是 W-M-W 法（Wilcoxon-Mann-Whitney 法），该法计算较繁杂，需查专表。根据前述质反应资料的参比差值法原理，参比组排序后，用 1，3，5，7，9……计分（相同数值的计分用括号表示），具有参比组均数恒为 n、总分值恒为 n 的特点。试验组则不必排序，直接按数值大小参比计分 r。

本法计算简便，两个校正值（0.887 及 0.774）可以兼用于大、小样本，不需查专用的 W-M-W 小样本界值表，所得结果与 W-M-W 法完全一致，公式如下：

$$u=\frac{\left|\sum r-n_i\times n_0\right|-0.887}{\sqrt{n_i\times n_0\times(n_1+n_0+0.774)/3}}\quad(u_{0.05}=1.96;\ u_{0.01}=2.58)$$

式中，F_i 在表 3-23 中计算，n_i、n_0 是例数，0.887、0.774 是校正常数，使本法可用于小样本。

例算：研究中药对血铅含量（μg/ml）的影响，本例有不确定值，数据也呈偏态，见表 3-23。

表 3-23　举例数据（十六）

血铅含量（μg/ml）		参比计分（F_i）	
甲组（奇数排序）	乙组（不必排序）	甲组	乙组
<2，3.8，3.8，4.3，5.0，5.2，7.1，14.2	7.1，3.8，5.4，5.2，8.2，14.2，18.9，35，88	1（3）（5）7 9 11 13 15	13 4 12 11 14 15 16 16 16

任取一组（例数少者为好）为参比组，数据由小到大排序，按 1、3、5、7……记分，数据相同者加以括号，另一组参比记分，数据相同者计同分或括号中分值的平均值，数据不同者按相邻数据的参比分值加 1 或减 1 记分，例中 18.9、35、88 均大于甲组的 14.2（15 分），故均记 16 分，乙组总分为 $\sum r=117$ 分，平均分值为 $M=13$ 分；$u=2.13$（$u>1.96$，$P<0.05$）。

结论：本例数据有不定值，且有明显偏态，经参比差值统计，乙组血铅含量大于甲组。

本法无论用哪一组作定序组，结果均相同。如例数很多，可分成几个等级，按质反应资料的参比差值法统计即可。

4. 多组量反应资料均数的统计分析——方差分析法、协方差分析法

（1）方差分析：又称 F 值法或变异系数分析法（ANOVA，analysis of variance），具有效率高、性能全面等特点。方差分析的计算较繁杂，过去普及不够，实际上在药效统计分析中价值很大，是值得重视和推广的一种统计方法。

方差分析的基本原理和思路并不难懂，观察值之间的变异——总变异，按设计和需要分为两个或多个组成部分，然后再作分析。总变异的大小可用全体数据的方差表示，或称总均方（$MS_{总}$）。$MS_{总}=SS_{总}/v_{总}$，$SS_{总}=\sum_{i=1}^{k}\sum_{j=1}^{n_i}(X_{ij}-\bar{x})^2$，$k$ 为组数，n_i 为例数，$v_{总}=N-1$ 为总变异的自由度。N 表示总例数。组间变异，其大小可用组间均方 $MS_{组间}$表示，即 $MS_{组间}=SS_{组间}/v_{组内}$，$SS_{组内}=\sum_{i=1}^{k}\left[\sum_{j=1}^{n_i}(X_{ij}-X_i)^2\right]$，$v_{组间}=N-k$ 为组间均方自由度。可以证明 $SS_{总}=SS_{组间}+SS_{组内}$，且 $v_{总}=v_{组间}+v_{组内}$。$F=MS_{组间}/MS_{组内}$。

1）完全随机设计的方差分析：完全随机设计（completely random design）是将受试对象完全随机地分配到各个处理组。优点是简单易行，统计分析简单，即使各处理组例数不等，也不影响最后的统计分析。完全随机设计资料总的离均差平方和 $SS_{总}$，可以分解为 $SS_{组内}$和 $SS_{组间}$，公式如下：

$$C=\frac{\left(\sum X\right)^2}{N}$$

$$SS_{总}=\sum_{i=1}^{k}\sum_{j=1}^{n_i}(X_{ij}-\bar{X})^2=\sum X^2-C$$

$$SS_{组间}=\sum_{i=1}^{k}n_i(\bar{X}_i-\bar{X})^2=\sum_{i=1}^{k}\frac{\left(\sum_{j=1}^{n_i}X_{ij}\right)^2}{n_i}-C$$

$$SS_{组内}=SS_{总}-SS_{组间}$$

$$v_{组内}=v_{总}-v_{组间}=N-k$$

例算：为了解某中药的降血压作用，将 18 只 SHR 随机分为 3 组，每组 6 只，用药 2 周后的血压变化见表 3-24。

表 3-24　用药后血压变化

项目	A 组药	B 组药	C 组药	合计
血压变化值（kPa）	26	27	24	
	40	32	12	
	32	25	24	
	34	15	14	
	30	21	24	

续表

项目	A 组药	B 组药	C 组药	合计
	21	16	10	
只数	6	6	6	18（N）
$\frac{n_i}{x_i}$	30.0	22.7	18.0	23.7（ $\bar{X}$ ）
$\sum_{j=1}^{n_i} X_{ij}$	183.0	136.0	108.0	427（ $\sum X$ ）
$\sum_{j=1}^{n_i} X_{ij}^2$	5797	3300	2168	11 265.0（ $\sum X^2$ ）

计算得 C=10 129.4；$SS_{总}$=1135.6；$SS_{组间}$=478.8；$SS_{组内}$=656.8。

列方差分析表：填入离均差平方和并计算相应的自由度 DF、均方 MS 和 F 值，得表 3-25。

表 3-25　方差分析表

变异来源	SS	DF	MS	F	P
组间	478.8	2	239.4	5.466	0.016
组内	656.8	15	43.8		
总计	1135.6	17			

结论：对 SHR 的降血压作用三组药物之间差别有显著意义，若想进一步了解哪两组间有差别，可进行多个均数的两两比较。

2）随机区组设计的方差分析：随机区组设计（randomized block design）又称配伍组设计。这种设计相当于配对设计的扩大。具体做法是将受试对象按性质（如实验动物的性别、体重，患者的性别、年龄及病情）相同或相近者组成 b 个配伍组，每个配伍组有 k 个受试对象，分别随机分配到 k 个处理组。这样，各个处理组所用受试对象不仅数量相同，生物学特点也比较均衡。

例算：为研究某中药对大鼠子宫重量的影响，取 4 窝不同种系的大鼠（b=4），每窝 3 只，随机地分配到 3 个组内（k=3），用不同剂量的中药灌胃给药，然后测定其子宫重量，结果见表 3-26。

表 3-26　大鼠给药后子宫重量

项目		中药剂量（mg/100g）			合计 $\sum_{i=1}^{k} x_{ij}$
		0.2	0.4	0.8	
不同种系大鼠给药后子宫重量（mg）	A	106	116	145	367
	B	42	68	115	225
	C	70	111	133	314
	D	42	63	87	192
	只数	4	4	4	12（N）

续表

项目	中药剂量（mg/100g）			合计 $\sum_{i=1}^{k} x_{ij}$
	0.2	0.4	0.8	
$\frac{n_i(b)}{X_i}$	65.0	89.5	120.0	91.5（$\bar{X}$）
$\sum_{j=1}^{b} X_{ij}$	260	358	480	1098（ΣX）
$\sum_{j=1}^{b} X_{ij}^2$	19 664	34 370	59 508	113 542（ΣX^2）

处理组间离均差平方和 SS 处理及自由度的计算与完全随机设计的一样，配伍组间离均差平方和按下式计算：

$$SS_{区组}=\sum_{j=1}^{b}k(\bar{X}_j-\bar{X})=\sum_{j=1}^{b}\frac{\left(\sum_{i=1}^{k}X_{ij}\right)^2}{k}-C\quad(\nu_{区组}=b-1)$$

各部分的计算方法也同完全随机设计资料。计算 F 处理值时，分母为误差均方 $MS_{误差}$，分子为 $MS_{处理}$。

结果：$SS_{总}$=13 075.00，$SS_{处理}$=6074.00，$SS_{区组}$=6457.67，$SS_{误差}$=543.33，方差分析结果见表 3-27。

表 3-27　方差分析结果（一）

变异来源	SS	DF	MS	F	P
处理组间	6074.00	2	3037.00	33.54	0.001
区组间	6457.67	3	2152.56	23.77	0.001
误差	543.33	6	90.55		
总计	13 075.00	11			

结论：该中药不同剂量灌胃给药对大鼠子宫体重的差别有非常显著意义。若想进一步了解哪两组间有差别，可进行多个均数的两两比较。

（2）协方差分析（analysis of covariance）：是将线性回归分析与方差分析结合起来的一种统计分析方法。在方差分析中，影响观察指标 Y（应变量）的往往是一些定性变量；而在线性回归分析中，影响 Y 的都是定量变量。协方差分析的基本思想就是将定量变量 X（指未加或难以控制的因素）对 Y 的影响看作协变量（covariance），建立应变量 Y 随协变量 X 变化的线性回归关系，并利用这种回归关系把 X 值化为相等后再进行各组 Y 的修正均数（adjusted means）间差别的假设检验，其实质就是从 Y 的总平方和扣除协变量 X 对 Y 的回归平方和，对残差平方和作进一步分解后再进行方差分析，以更好地评价各种处理的效应。

以完全随机设计资料为例，设有 G 组回归样本，每组有 n 对观察值，其基础数据与协方差分析计算表模式见表 3-28 和表 3-29。

1）计算各组$\sum X_j$、$\sum Y_j$；平方和$\sum X_j^2$、$\sum Y_j^2$；积和$\sum X_jY_j$；均数$\bar{X}_j$、$\bar{Y}_j$及其合计项。

表 3-28 *G* 组完全随机设计协方差分析的基础数据模式

	A组		B组			G组		合计	
	X_1	Y_1	X_2	Y_2		X_G	Y_G		
1	X_{1A}	Y_{1A}	X_{1B}	Y_{1B}	…	X_{1G}	Y_{1G}		
2	X_{2A}	Y_{2A}	X_{2B}	Y_{2B}	…	X_{2G}	Y_{2G}		
⋮	⋮	⋮	⋮	⋮	⋮	⋮	⋮		
n	X_{nA}	Y_{nA}	X_{nB}	Y_{nB}	…	X_{nG}	Y_{nG}	X	Y
ΣX_j（ΣY_j）	ΣX_A	ΣY_A	ΣY_A	ΣY_B	…	ΣX_G	ΣY_G	ΣX	ΣY
ΣX_j^2（ΣY_j^2）	ΣX_A^2	ΣY_A^2	ΣY_A^2	ΣY_B^2	…	ΣX_G^2	ΣY_G^2	ΣX^2	ΣY^2
$\bar{x}_j$（$\bar{y}_j$）	$\bar{x}_A$	$\bar{y}_A$	$\bar{x}_B$	$\bar{y}_B$	…	$\bar{x}_G$	$\bar{y}_G$	$\bar{x}$	$\bar{y}$
S_{Xj}（S_{Yj}）	S_{XA}	S_{YA}	S_{XB}	S_{YB}	…	S_{XG}	S_{YG}	S_X	S_Y
ΣX_jY_j	ΣX_AY_A		X_BY_B		…	ΣX_GY_G		ΣXY	
b_j	b_A		b_B		…	b_G		b_c	
a_j	a_A		a_B		…	a_G		—	
r_j	r_A		r_B		…	r_G		—	

表 3-29 协方差分析计算表模式

变异来源	v	离均差平方和及积和			估计误差		F
		l_{XX}	l_{XY}	l_{YY}	v	$\sum(Y-\hat{Y})^2$	MS
总变异							
组间变异							
组内变异							
修正均数							

2）利用合计项各数据计算校正数C_1、C_2、C_3，以及总变异的离均差平方和l_{XX}、l_{YY}、l_{XY}及自由度v。

$$C_1=\frac{\left(\sum X\right)^2}{N}\text{；}\ C_2=\frac{\left(\sum Y\right)^2}{N}\text{；}\ C_3=\frac{\sum X\cdot\sum Y}{N}$$

$$l_{XX}=\sum X^2-C_1\text{；}\ l_{YY}=\sum Y^2-C_2\text{；}\ l_{XY}=\sum XY-C_3\quad(v=N-1)$$

3）计算各处理组间的离均差平方和l_{XX}、l_{YY}、l_{XY}及v。

4）列出协方差分析计算表，见表 3-29，将上述第 2、3 步的计算结果列入表的左侧部分，再由总变异的l_{XX}、l_{YY}、l_{XY}及v减去与处理组（组间）相应的各值，得到组内的l_{XX}、l_{YY}、l_{XY}及v。

5）计算回归估计误差平方和$\sum(Y-\hat{Y})^2$及自由度，其中总的和组内平方和分别按以下公式计算。

$$\sum(Y-\hat{Y})^2=l_{YY}-\frac{l^2{}_{XY}}{l_{XX}}$$

总的平方和减去组内平方和即为修正均数的平方和，总的及组内的自由度分别为表 3-29 左侧相应部分的自由度减去 1，再由总的自由度减去组内的自由度得到修正均数的自由度。

6）以修正均数和组内的估计误差平方和分别除以相应的自由度得到修正均数和组内的估计误差均方，简称为修正均数均方和组内均方，再按以下公式求 F 值。

F=修正均数均方/组内均方

7）由得出的 F 查 F 界值表得 P，按所设立的检验水准 α 做出统计推断。若 $P\leqslant\alpha$，则可认为各总体修正均数间总的来说有差别，但究竟哪两组间有差别，哪两组间没有差别，必要时需进一步作多重比较。

8）若需计算求各修正均数，可先按下列公式算得公共回归系数（common regression coefficient）b_c，再按下列公式算出各修正均数 $\bar{y}_j^*$。

b_c=组内 l_{XY}/组内 l_{XX}；$\bar{y}_j^*=\bar{y}_j-b_c(\bar{x}_j-\bar{x})$

9）修正均数间的多重比较，用多个样本均数间的多重比较 q 检验，按下列公式计算统计量 q。

$$q=\frac{\bar{Y}_A^*-\bar{Y}_B^*}{\sqrt{\frac{S_{Y\cdot X}^2}{n_0}\left[1+\frac{组间l_{XX}}{(\alpha-1)组内l_{XX}}\right]}}$$

式中，$\bar{Y}_A^*$、$\bar{Y}_B^*$ 为多重比较中任两个对比组的修正均数，分母为其差值的标准误，$S_{Y\cdot X}^2$ 为组内估计误差的均方，n_0 为每组平均例数，α 为将修正均数按大小顺序排列后两对比修正均数间所包含的组数。求得 q 值后，先按协方差分析表估计误差栏中组内自由度和 α，查 q 界值表得 P，再按所设立的检验水准 α 做出推断结论。

5. 多批量反应资料的统计分析——简化方差分析法

药理研究中如 t 检验的差别未达显著水平，但已接近该水平，可以加做第 2～3 批实验。有时实验在几个医院进行，也可按多批资料处理。显然，简单地合并数据，忽视了批间差异，并不妥当。用方差分析法可以算出批间差异，并可剔除该差异分析两组均数的显著性。正规的方差分析法颇为繁杂，在合理的实验设计下使每批例数相等，可大大简化计算过程，而计算结果与正规方差分析法完全一致，现介绍如下。

（1）简化方差分析法公式

各因素的自由度（f）及均方（J）：$f=k-1$；$J=s^2\times k/N$。

误差的自由度（f_e）及均方（J_e）：$f_e=N-1-\sum f$；$J_e=[S^2\times(N-1)(J\times f)]/f_e$。

F 值：$F=J/J_e$。

式中，k 是该种因素的个数，s 是该因素小计值的标准差，N 为总数据的个数，S 是所有数据的标准差，算出 F 值后，按自由度 f、f_e 与 $F_{0.05}$ 及 $F_{0.01}$ 相比。

（2）例算：以下三批实验，每批单独 t 检验均未达到显著水平，见表 3-30。

表 3-30　举例数据（十七）

批次	用药组	对照组	批小计
1	7，8，2，6，4，6	6，2，2，4，5，4	56
2	4，6，4，4，8，2	2，5，2，3，3，4	47
3	7，9，5，6，6，5	4，6，6，3，6，5	68
组小计	99	72	171

1）批间变异：$k=3$，$f=2$，$J=9.2499$，$s=10.5356$。

2）组间变异：$k=2$，$f=1$，$J=20.2500$，$s=19.0919$。

3）误差：$N=36$，$\sum f=3$，$f_e=32$，$J_e=2.6249$，$s=1.8727$。

4）列方差分析表，计算 F 值，见表 3-31。

表 3-31　方差分析结果（二）

变异来源	自由度（f）	均方（J）	F	统计结论
批间	2	9.2499	3.52	（$F>F_{0.05(2.32)}=3.29$，$P<0.05$）
组间	1	20.2500	7.17	（$F>F_{0.01(1.32)}=7.50$，$P<0.01$）
误差	32	2.6249	—	

（3）结论：经方差分析，本例两组间差异有非常显著意义，中药确实优于对照药，批间也有显著意义，说明实验受批间影响较大。

本例如简单合并数据用 t 检验，则 $t=2.57$，$t_{0.01}=2.72$，$t<t_{0.01}$，只达到 $P<0.05$ 水平，这样做不仅不合理，且因未剔除批间变异，统计效率受到损失。

（四）时反应资料的统计分析

时反应资料是以时间为指标的量反应资料，数据常有不定值或明显偏态，除按前述参比差值法统计外，也可用调和均数法进行统计。调和均数法是各时间数值 t 的倒数 x，$x=1/t$，x 进行 t 检验，最后将 x 的均数取倒数，称为 t 的调和均数。

例如，研究中药对凝血时间的影响，超过 30min 者按不凝计算（相当于 $t=\infty$），见表 3-32。

表 3-32　举例数据（十八）

甲组	凝血时间（min）（t）	2	4	4	4.5	5	5	6	14	0.229±0.125（8）（倒数）
	倒数（x）	0.5	0.25	0.25	0.22	0.2	0.2	0.14	0.07	$t'=4.37$
乙组	凝血时间（min）（t）	7	4	6	5	8	14	19	>30	0.112±0.088（9）（倒数）
	倒数（x）	0.14	0.25	0.17	0.2	0.125	0.07	0.05	0	$t'=8.93$（调和均数）

甲组调和均数为 4.37min，乙组调和均数为 8.93min，两组差异的显著性测验得：

$$t=2.20，f=15，t_{0.05}=2.13，t>t_{0.05}，P<0.05$$

结论：本例为时反应资料，经调和均数法统计，甲组的凝血时间比乙组短。

四、量效关系分析

（一）量效关系分析基本概念

生物的整体、器官、细胞对药物的反应强度，在一定的剂量范围内，随着剂量的变化而改变，这种剂量与效应间的关系即为量效关系。

对于三种不同类型的药效反应，有三种量效关系（量效曲线也不同）：①量反应型。药效强度有程度大小的量的差别，效应强度是可计量的数据，如血压、心率、细胞数、酶活性等。②时反应型。以时间度量的药效反应也属于量反应。③质反应型。药效反应只有出现反应或不出现反应这样质的差别，不存在程度上的大小。

药理学研究中要想肯定某药疗效，特别是新药药效，单纯回答用药组确实有效是不够的，还应回答用药组疗效确实优于对照组及新药组疗效不逊于某老药组，这正是设立阳性对照组和阴性对照的原因。作为更高一步的要求，更希望能够回答药物疗效与剂量有关，存在剂量依赖性，说明药效的剂量依赖性才是确定效应来自药物的最好依据。

量效相关性与量效依赖性这两个概念意义相近，有时也常互用。但严格说来，两者有所不同；量效依赖性，泛指剂量不同时药效也不同，含义较广；量效相关性，涉及相关系数分析，多指药物随剂量的增减而单向性递变（正相关或负相关），一般不包括药效的双向作用。中药常有双相性量效关系，即某一剂量疗效最好，过大或过小药效反而较差，对此只有多做几个剂量组才能进行分析。

（二）量效关系分析方法及实例

为证明药物的量效依赖性，基础药理研究常进行量效曲线分析。但在临床药理或新药临床研究中，患者是受试对象，不可能安排很多剂量组，难以进行量效曲线方程分析，但可做量效相关性分析。正确的量效关系分析有量效曲线分析、两步显著性检验和散点相关的显著性检验等方法。

相关性的判断中，常有一些误解，需注意：①以大小剂量组差异达 $P<0.05$ 为准。该法过简，如小剂量组与对照组间 $P<0.05$，显然不能仅凭一个有效剂量，就做出量效依赖性的判断。②以相关系数（r）大于 0.9 或 0.99 为准。该法未进行显著性检验，不符合统计学要求。③以各组均数进行相关显著性检验，$P<0.05$ 为准。该法只考虑均数，不考虑标准差，不妥。④不进行量效曲线分析，就谈不上量效相关性，不一定要算出曲线的回归方程，作散点回归系数或散点相关系数的显著性检验即可判断量效依赖性。正确的量效关系分析有量效曲线分析、两步显著性检验和散点相关的显著性检验。

五、重复测量数据分析

（一）前后资料的实测值、变化值及变化率分析

抗病毒药实验研究常需研究各种处理（如用药）前后观测指标的变化，如用药或处理

后进行一系列不同时间的动态观测，称为历时性资料。举例数据见表 3-33。

表 3-33　前后资料对比之例

组别	项目	血沉										中位数（*M*）	标准差（SD）	*n*	*t*	*P*	结论
甲药组	药前（mm/h）	10	13	6	11	8	7	9	8	10	9	9.1	2.025	10			
	药后（mm/h）	6	8	4	7	4	4	4	5	7	5	5.4	1.506	10			
	下降值（mm/h）	4	5	2	4	4	3	5	3	3	4	3.7	0.949	10			
	下降率（%）	40.0	38.5	33.3	36.4	50.0	42.9	55.6	37.5	30.0	44.4	40.9	7.666	10			
乙药组	药前（mm/h）	9	10	9	13	8	6	10	14	8	10	9.7	2.359	10	0.86	0.399	可比性好
	药后（mm/h）	4	4	4	7	5	3	6	7	5	5	5	1.333	10	0.89	0.385	$P>0.05$，无统计意义
	下降值（mm/h）	5	6	5	6	3	3	4	7	3	5	4.7	1.418	10	2.62	0.017	甲药组下降值＞乙药组下降值，有统计意义
	下降率（%）	55.6	60.0	55.6	46.2	37.5	50.0	40.0	50.0	37.5	50.0	48.2	7.871	10	3.00	0.008	甲药组下降率＞乙药组下降率，有明显统计意义

这类资料的统计分析，应当注意：

（1）用药前比较是有价值的，可说明两组的可比性。

（2）用药后实测值、变化值、变化率的统计结果往往并不一致。

（3）用药后实测值，未考虑处理前的基线数据，统计分析意义不大。但在无法取得药前数据（如药物对脏器重量的影响）时，只好用药后实测值分析。

（4）变化值考虑了基线效应，比较合理。适用于变化值与基线值关系不大的场合。

（5）变化率不仅考虑了基线效应，而且考虑了变化值占基线效应的比率。适用于变化值与基线值有关的场合。即药前数据大，变化也较大，药前数据小，变化也较小的场合。一般来说，选用变化率比较妥当。

（6）多时序资料（药前数据及不同时间点的药后数据）也存在实测值、变化值、变化率的选择问题。

（二）多时序资料的动态分析

药理研究中经常用到多时序资料分析，习惯上采用对应时间点的均数及标准差，进行 t 检验，见表 3-34 及表 3-35。

按表 3-34 分析，总药效 B 优于 A；最大药效 A 优于 B，信息量较大。按表 3-35 分析，每个时间节点 A 均优于 B，但均无统计学意义。说明各时间点两两对比由于例数少，不够灵敏。

多时序资料分析还可用方差分析、协方差分析或者治疗时间窗分析。

表 3-34 例 1：某抗病毒药物的治疗指数

	药前	药后（h）							AUC	最大药效	达峰时间
	0	0.5	1	2	3	4	6	8		（E_{max}）	（T_{max}）
A 组药	12	49	88	73	36	31	17	14	297	88	1
	15	38	67	89	34	25	20	11	284.5	89	2
	11	45	96	78	42	31	18	14	313.8	96	1
	15	37	88	73	51	26	19	13	302.3	88	1
	18	36	98	82	36	24	24	12	310	98	1
均数	14.2	41	87.4	79	39.8	27.4	19.6	12.8	301.5	91.8	1.2
SD	2.8	5.7	12.3	6.7	6.9	3.4	2.7	1.3	11.5	4.8	0.4
N	5	5	5	5	5	5	5	5	5	5	5
B 组药	19	33	66	78	68	54	21	12	351.8	78	2
	17	20	61	79	69	44	25	18	342	79	2
	15	19	56	66	53	42	23	15	298.3	66	2
	14	44	66	72	50	43	22	11	316.5	72	2
	17	36	72	69	70	38	25	18	340.3	72	1
均数	16.4	30.4	64.2	72.8	62.0	44.2	23.2	14.8	329.8	73.4	1.8
SD	1.9	10.7	6.0	5.6	9.7	5.9	1.8	3.3	21.9	5.3	0.4
N	5	5	5	5	5	5	5	5	5	5	5
t	−1.5	1.95	3.794	1.58	−4.2	−5.5	−2.5	−1.3	−2.56	5.76	−2.1
P	0.18	0.087	0.005	0.15	<0.01	<0.01	0.04	0.24	0.034	<0.01	0.07
结论	X	X	A>B	X	B>A	B>A	B>A	X	B>A	A>B	X

注：X 表示无统计意义，$P>0.05$；B>A、A>B 表示有统计意义，$P<0.05$。

表 3-35 例 2：某抗病毒药物的治疗指数

		药前	药后（h）							AUC	最大药效	达峰时间
		0	0.5	1	2	3	4	6	8		（E_{max}）	（T_{max}）
A 组药	均数	15.4	39.2	70.4	83	71	49.6	26.8	18.2	376	83.4	1.8
	SD	2.88	7.66	5.5	6.56	6.52	5.64	6.91	2.28	18.8	6.07	0.45
	N	5	5	5	5	5	5	5	5	5	5	5
B 组药	均数	14.6	34.8	65.4	76.8	62	43	21.8	16	333	77.4	1.8
	SD	2.88	6.46	5.55	6.72	9.67	7.28	2.86	2.35	18.4	5.41	0.45
	N	5	5	5	5	5	5	5	5	5	5	5
	t	0.44	0.98	1.43	1.48	1.73	1.6	1.5	1.5	3.7	1.65	0
	P	0.67	0.35	0.19	0.18	0.12	0.15	0.17	0.17	0.01	0.14	1
	结论	X	X	X	X	X	X	X	X	A>B	X	X

注：X 表示无统计意义，$P>0.05$；A>B 表示有统计意义，$P<0.05$。

（1）方差分析：可以给出药物间差异、时间点间差异及其交互作用。但只给出药物间总的差异有无统计意义，不作各时间点的比较。时间点间差异是本来就存在的，一般并无分析的必要。有人认为交互作用可说明两线是否基本平行，但意见不一。

（2）协方差分析：理论上要求如下。①各组数据均符合正态分布，且方差相齐；②各组基本符合直线回归关系，且斜率相近，又均不为零。因此使用上受到较大限制。药理研究中适用于动物体重增长与时间及摄食量的分析等，对于多时序药效研究则由于时间与药效往往并非呈直线关系，不很适用。

（3）治疗时间窗分析：又称治疗时间宽度分析，要求事先规定多强的药效才是有临床意义的有效水平，进而计算符合该有效水平的时间宽度。

六、组方定量设计的多因素分析方法

（一）权重配方模型

1. 原理与方法

基本原理：复方中各组分剂量与复方药效呈现相对量效关系，这种量效关系为明显的正相关者，应为主药组方时取其大剂量；不明显者取其小剂量或不用；量效关系为明显的负相关者，应为拮抗药，从组方中剔除。

基本模型：$E_{exp}=E_0+E_{max}\dfrac{b_1X_1+b_2X_2+\cdots+b_nX_n}{1+b_1X_1+b_2X_2+\cdots+b_nX_n}$

式中，E_0 为基线效应，即等同阴性对照组结果，E_{max} 为最大效应值；X_i（i=1～n）为药物剂量，b_i 为量效关系指数。为使不同组分的 b_i 具有可比性，本法要求对原始剂量进行标准化，即将各组分不同配伍组剂量除以该组分的平均剂量。

2. 固定效应模型

组分间的相互作用作为固定效应加入模型，即将交互项引入基本模型，鉴于多组分相互作用较为复杂，一般仅考虑两两之间交互效应，以 3 组分配伍为例：$\theta=\{E_{12},E_{13},E_{23}\}$ $E_{ij}=b_{ij}X_iX_j$。

故固定效应 θ 从不同的交互效应（X_{12}、X_{13}、X_{23}）中选取，可通过非线性混合效应分析方法去寻找。要求在基本模型中每增加一交互项，其目标函数值（objective function value，OFV）下降至少达到预先选定标准（P=0.05，Δ OFV=3.84），否则不予纳入，此外还需考虑专业要求。

交互项加入后即可考察两组分间相互作用性质，如 AB 交互项作为固定效应加入模型，当药效数值越大作用越强时：①$b_{12}>0$：$b_1>0$，且 $b_2>0$，则 A 与 B 有协同作用；或 $b_{12}>|b_1|$，且 $b_{12}>|b_2|$，则 A 与 B 有协同作用。②$b_{12}<0$：$|b_{12}|>|b_1|$，且$|b_{12}|>|b_2|$，则 A 与 B 有拮抗作用。③其他情况，较为复杂，应具体分析，如部分协同/拮抗等。

3. 随机效应模型

$$E_{rand}=\eta+\varepsilon$$

随机效应 E_{rand} 表现为不同个体间药效的波动，η 为模型的随机效应，服从 $N(0, \omega^2)$ 分布，反映个体间变异，ε 为模型残差，服从 $N(0, \sigma^2)$，反映个体内变异。对于个体非重复测量资料，η 反映配伍组间变异，ε 为组内变异（残差）。

4. 最终模型及其评价

最终模型又称预测模型，可用于预测不同组方的药效 E_{pred}，寻找最优组方和最大效应，并可对组方中的主药、辅药等进行区分。

$$E_{pred}=E_0+E_{max}\frac{b_1X_1+b_2X_2+\cdots+b_nX_n+\theta}{1+b_1X_1+b_2X_2+\cdots+b_nX_n+\theta}+E_{rand}$$

模型评价时，首先对模型进行信度检验确定模型是否具有统计学意义（$P<0.05$），再根据权重残差（weighted residual，WRES）和实测值与预测值散点图观测模型的拟合优劣。WRES 呈均数为 0、方差为 1 的标准分布，一般在±4 之间波动，超过此限为离群值。实测值与预测值散点图，表示模型的精密度，标准单位线是斜率为 1，截距为 0 的回归线，趋势线与单位线方向一致且接近提示模型拟合较好。

为便于直观地描述、表达最终模型的预测结果，绘制主要起效组分与理论药效的效应曲线图，预测最优组方，模拟各组分相对量效关系曲线。

5. 组方优化及预测

根据最终模型结合效应面优化法思路，筛选主要起效成分与理论药效建立效应面图，对组方优化，预测最优组方。

6. 验证实验

根据建立出的最终模型，选取最优组方重新设计实验，或通过一个已知的实验结果，去检验理论上的最优组方及其预测值，即模型的外部验证。缺少外部验证的理论结果仅是一个提示。

（二）多元回归模型

1. 原理与方法

基本模型：基本原理同权重配方法。以多元回归模型作为基本模型，其复方的期望药效 E_{exp} 为：

$$E_{exp}=E_0+E_1+E_2+\cdots+E_n$$

$$E_i=b_i\cdot X_i\ (i=1\sim n)$$

$$E_i=E_{max}\frac{D^\gamma}{(D_{50}^\gamma+D)^\gamma}$$

式中，E_0 代表基线效应，$E_1\sim E_4$ 分别为各组分剂量（$X_1\sim X_4$）在复方中的药效期望贡献值；$E_i=E_{max}\frac{D^\gamma}{(D_{50}^\gamma+D)^\gamma}$ 适用于量效关系明显者；$E_i=b_i\cdot X_i$（$i=1\sim n$），b_i 为模型参数，可区分各组分在复方中的主药（君药）和辅药（臣药）等。

2. 固定效应模型

固定效应为相互作用，即交互效应 E_{int}：

$$\theta=E_{int}=\{E_{12},E_{13},E_{14},E_{23},E_{24},E_{34}\cdots\}$$

$$E_{ij}=b_{ij}X_iX_j$$

E_{int} 为两两间的交互效应，由 X_1X_2、X_1X_3、X_1X_4 等所产生，其系数值 b_{ij} 确定其相互作用性质。采用 NONMEM 法去寻找 E_{int}。即在基本模型中每增加一个交互项，其目标函数值（OFV）至少达到预先选定标准（至少 $P<0.05$），否则不予纳入，此外还需综合考虑方程专业可行性。相互作用性质判定同权重配方法。

3. 其他

随机效应模型、最终模型及模型评价和实验验证：完全同权重配方法。求最大药效的过程是基于最终模型，在实验设定的最大剂量范围内寻找合适剂量。

第四章　研究成果实例讲解

一、解　表　药

解表药是指以发散表邪，解除表证为主要作用的药物。表证有寒热虚实之分，解表药根据其药性和功效的不同，可分为发散风寒药和发散风热药。表证是外邪侵犯人体肌肤所引起的综合征，相当于现代医学的上呼吸道感染和传染病初期的症状。解表药的现代研究起步较早，近几十年来得到了长足的发展。不管是单味药还是药物做成的各种制剂广泛应用于临床，均取得了较好的效果，主要在呼吸、心血管、益智、免疫、内分泌、体温调节、抗炎抗过敏等方面。

通常解表药中具有解表药理作用的化学成分有麻黄碱、柴胡皂苷、姜酚及姜烯酚、葛根素桂皮醛、各种挥发油（麻黄挥发油、细辛挥发油）、藁本中性油等。

解表药能通过促进血液循环而协助发汗；通过抑制中枢 cAMP 或 PGE_2 的合成使致热物质减少或者促进皮肤血管扩张而达到调节体温的功能；通过阻止肥大细胞脱颗粒、抑制抗体产生、阻止生物活性物质作用于效应器官达到抗过敏作用；通过提高巨噬细胞的吞噬功能、提高血清溶菌酶的含量、促进内毒素抗体的产生来达到提高免疫功能的作用；通过对抗外周致痉物质、作用于中枢达到止咳、平喘的作用。

（一）动物模型

1. 解热试验

（1）内毒素家兔致热模型

【原理】 内毒素是重要的外源性致热原，通过刺激体内的单核巨噬细胞产生并释放内生致热原引起发热反应。炎性反应细胞因子是主要的内生致热原，包括 IL-6、IL-1、干扰素、TNF、巨噬细胞炎性反应蛋白-1 等。这些炎性反应细胞因子作为发热信号可直接或者间接作用于体温调节中枢，导致下丘脑的发热递质 cAMP 含量增高使体温调节点上移，产热增加，散热减少。下丘脑是主要的体温调节中枢，异丙嗪可抑制下丘脑体温调节中枢，解除机体保温作用，从而具有降低体温的作用，故在家兔致热实验中用作阳性药。

【材料】

动物：选用健康封闭群新西兰白兔，雄性，体重 2.0～2.5kg，基础体温 38.5～39.5℃。

器材：SHARFMT-20 数字显示测温计，磅秤，兔固定器等。

药品及试剂：大肠杆菌内毒素（ET），液状石蜡，标记液等。

【方法】

1）取体温合格的健康家兔数只标记称重，按性别、体重分层随机分为三组，兔固定器内固定，分别测肛温两次，以均值作为正常体温。

2）空白对照组耳缘静脉注射生理盐水 1ml/kg；模型对照组和实验组分别耳缘静脉注射 ET 0.5μg/kg。

3）等待模型对照组和实验组动物体温升高超过 1℃，时间约需 1.5h。

【说明】 ①家兔体重以 2.0～2.5kg 为宜，正常体温以 38.5～39.5℃为宜，致热后 1.5h，体温升高未超过 0.8℃的动物淘汰不用。②每次测温前应在测温计前部涂以少许液状石蜡，测温时操作应尽可能轻柔，若遇较大阻力时，不宜硬插，以免损伤肠道。③使用测温计时，每次插入深度约 5cm，当显示器上的“℃”标记停止闪烁时（约需 1min）取出。④也可采用比格犬（Beagle 犬）进行实验。

评估中药的解热作用，常观察药物对细菌内毒素引起的感染性发热及非感染性发热两大类实验动物模型的影响。前者致热物质主要是各种微生物菌体的分解产物，它们多为脂多糖类致热物质，较普遍采用的致热刺激因子有 LPS 伤寒、副伤寒疫苗，啤酒酵母混悬液等。非感染性发热常采用化学刺激法、注入导体蛋白法、温刺法等制备发热模型。在研究中，可选用多种发热模型，综合评定药物的解热作用及探讨其作用机制。

（2）内生致热原家兔发热模型

【原理】 内生致热原性发热模型较单纯，其制热机制较清楚，即在发热激活物的作用下，内生性致热原细胞（单核细胞、巨噬细胞等）产生和释放内生致热原（EP），通过血脑屏障，作用于体温调节中枢，从而引起体温升高。且内生致热原又是多种制热物的基本中介物，因而这种发热模型具有代表性和普遍性。

【材料】

动物：家兔。

器材：液体闪烁仪、低温冰箱、测温仪、离心机、恒温水浴振荡器、真空泵、赛氏滤菌器、精密微量加样器、XHP-5 型微孔滤膜等。

药品及试剂：肝素、淋巴细胞分离液、大肠杆菌内毒素、瑞氏染色液、生理盐水、1%锥虫蓝试剂等。

【方法】

1）内生致热原的制备：穿刺家兔心脏采血，肝素抗凝（40U/ml），测白细胞计数，瑞氏染色进行白细胞分类。用淋巴细胞分离液分离单核细胞，分离液与稀释血（稀释 1 倍）比例为 1∶2，于 2000r/min 速度下离心 20min，分离出的单核细胞用生理盐水洗涤 2 次，弃上清液，最后根据单核细胞百分含量，用生理盐水配成含细胞 1.0×10^6/ml 的细胞悬液，将精制大肠杆菌内毒素以 0.2μg/ml 加入单核细胞悬液中，加入 5%血浆，混匀，置于恒温水浴中（27～36℃），频率 100～110 次/分，连续振荡孵育 10h。最后用分子截留值 5 万微孔滤膜进行超滤，收集滤过液，4℃冰箱保存备用。整个操作均按无菌要求进行，并进行热原耐热试验。

2）复制发热模型：内生致热原 0.5ml/kg 给家兔静脉注射。

【说明】 制备内生致热原必须按无菌要求操作，以免内毒素污染。

（3）温病模型

【原理】 造模途径主要是以病原微生物及其毒素（大肠杆菌及其内毒素、巴氏杆菌、肺炎双球菌、兔瘟病毒、伤寒三联菌苗等）感染动物使其发病，通过不同病原体、时相、苗量、感染途径、气候因素等形成具体证型。

【材料】

动物：日本大耳白兔（雌性或雄性），体重在 2.32～2.60kg。

药品及试剂：807 系弱毒巴氏杆菌菌液等。

【方法】 807 系弱毒巴氏杆菌菌液作颈根部皮下注射，用菌量 3×10^3 个活菌/kg，攻毒后 18h 内观察。攻毒后 10h 为气分证，18h 为营分证，10～18h 为气营传变过程。

【说明】 温病模型可用于卫、气、营、血理论研究，温病方药研究，以及中医治疗危重症的研究。现已用于温病先兆证、温病截断扭转疗法、养阴生津法治疗阴虚热瘀证、解表泄热法治疗表证、活血化瘀法治疗营分证等温病理论问题的研究。

2. 抗病毒试验

流感病毒感染小鼠模型

【原理】 用流感病毒鼠肺适应株滴鼻感染小鼠，可使小鼠发生肺炎而死亡，以动物的死亡率和存活时间作为观察药物有无抗病毒作用的指标。采用病毒液滴鼻感染的方式建立流感病毒动物模型可为临床研究提供参考。

【材料】

动物：5 周龄雌性小鼠。病毒：流感病毒亚甲型鼠肺适应株 FMI 株。

器材：乳钵、玻璃砂、血凝板、鼠固定板、普通天平（1/100）、精密天平（1/1000）、低温冰箱、孵箱等。

药品及试剂：灭菌肉汤培养基、乙醚、生理盐水，10 天龄鸡胚，鸡红细胞等。

【方法】

1）病毒毒种以无菌的肉汤培养基将流感病毒 FMI 作 10^{-2} 稀释，保存在冰块浴中。取 10～12g 健康小鼠，在乙醚轻度麻醉下，用 0.25ml 注射器吸取病毒液滴鼻感染小鼠，每只鼠 0.05ml，第三天取鼠肺，选病变程度在“++”（肺病变面积占全肺的 1/2）左右者，放入乳钵中，用无菌玻璃砂研磨，用肉汤培养基制成 10^{-1} 悬液，吸入小试管中，于 1000r/min 速度下离心 5min，取上清液用肉汤作 10^{-1} 稀释后接种于 10 天鸡胚尿囊腔中，先将鸡胚卵壳消毒后，在气室部位钻孔，每胚注射 0.2ml，石蜡封口，37℃培育 48h。将鸡胚取样后，4℃保存。将尿囊液样品分别在血凝板上用生理盐水自 1∶10 开始作 2 倍系列稀释；每孔 0.25ml，稀释液每孔加 1%鸡红细胞悬液 0.2ml，混匀，室温放置 20～45min，记录血凝滴度，取血凝滴度 1∶640 以上的尿囊液合并后分装无菌小试管，–80℃冰箱保存备用，作为试验用毒种。毒种在应用前，需在小鼠中先测定其 LD_{50}：取出毒种一支，在流水中迅速融化后置冰块杯中，用肉汤作 10 倍系列稀释，即 10^{-1}、10^{-2}、10^{-3}、10^{-4}、10^{-5}、10^{-6}、10^{-7}，取 14～16g 小鼠按体重分层，随机分成 8 组，每组 10 只，在乙醚轻度麻醉下，将病毒自 10^{-7}～10^{-1} 依次滴鼻感染小鼠，每只鼠 0.05ml，留一组为正常对照组。感染后每日记录小鼠发病症状和死亡数，观察 14 天，按 Reed 和 Muench 法计算 LD_{50}。

2）稀释病毒：取出病毒毒种一支，快速融化，以肉汤稀释成每 0.05ml 含 15 个 LD_{50} 的病毒液，将扩增的病毒分装至 1.5ml 离心管中，每管 500μl，冻存于–80℃。

3）小鼠用干冰进行麻醉，将流感病毒液滴入小鼠鼻腔，接毒后的小鼠正常饲养，供给饲料为标准日粮，饮高压灭菌水，足量供给。同时设病毒和正常小鼠对照组。

【说明】 ①滴鼻感染的成功与否，取决于麻醉程度。麻醉过深、过浅均会使小鼠不能很好地把病毒液全部吸入，影响感染量。②病毒感染量要适当控制，最好能在杀剖时肺病变较重而又不发生动物死亡。③感染过程中，病毒液保存在冰浴中，实验室温度应在20℃以下。

3. 镇痛抗炎试验

大鼠头痛模型

【原理】 头痛是表证外感的常见证候。选用大鼠经头部皮下注射硝酸甘油注射液10mg/kg，30min左右，可导致动物头部血管扩张，从而出现双耳发红、前肢频繁挠头、爬笼次数增多、烦躁不安现象。此现象持续约2h。该模型的症状表现与人类头痛发作时的表现及变化有一定的相似性，可用于观察药物对头痛的治疗作用。

【材料】

动物：大鼠，雌雄各半，体重300g±30g，检疫后备用。

药品及试剂：硝酸甘油注射液、麦角胺咖啡因药液等。

【方法】 取SD大鼠60只，随机分成空白对照组，偏头痛模型组，阳性对照组，实验药物高、中、低剂量组，各组动物均为10只。除空白对照组外，其余各组动物皮下注射硝酸甘油注射液10mg/kg，复制实验性偏头痛动物模型。30min后按组灌胃给药。空白对照组不作处理，偏头痛模型组灌胃蒸馏水10ml/kg，阳性对照组灌胃麦角胺咖啡因药液10ml/kg（相当于酒石酸麦角胺2mg/kg），实验药物高、中、低剂量组分别灌胃不同浓度的实验药物。以出现双耳发红、前肢频繁挠头等提示造模成功。

【说明】 ①室温需控制在25℃左右，室温过高、过低均影响实验结果。②大鼠皮下注射硝酸甘油时，应取固定的位置，常规选择颅顶。③本法操作简便，条件易于控制。④本法为解表药祛风止痛作用（治疗头痛或偏头痛）的研究提供了一种简便的研究方法。

4. 发汗试验

大鼠发汗模型

【原理】 大鼠足跖部肉垫上有汗腺分布，碘与淀粉遇汗液即可产生紫色反应从而有利于观察汗液分泌情况。观察发汗作用时，可用发汗工具药毛果芸香碱与受试药物进行比较。

【材料】

动物：大鼠。

器材：大鼠固定器、固定架、放大镜等。

药品及试剂：蒸馏水、和田-高垣试剂（碘2g溶于100ml无水乙醇中）、淀粉试剂（可溶性淀粉50g，蓖麻油100ml混匀）等。

【方法】 用棉签蘸取无水乙醇轻轻将大鼠足跖部污物擦洗干净，称重、编号、随机分组，皮下注射毛果芸香碱溶液（3.5mg/100g），给药后将大鼠分别置入大鼠固定器内，仰卧位固定，暴露双后肢（为避免后肢缩回固定器内，可用胶布条轻轻地将其双后肢固定在固定器上）。给药30min后用干棉签将大鼠足趾部轻轻擦干，涂上和田-高垣试剂，待充分干燥后再薄薄涂上淀粉试剂，观察汗点出现时间、颜色和数量，每 5 分钟记录一次。大鼠足趾可见紫色“汗点”即为造模成功。

【说明】 ①本实验宜在恒温、恒湿条件下进行，室温宜控制在（26±1）℃。②实验前最好先将大鼠进行固定器训练，固定大鼠时操作应轻柔，尽量避免挣扎出汗。③实验前先观察动物足跖部汗腺分布情况，并去除汗腺分布少的动物。④观测汗点出现时间，在一次实验中应一致。⑤大鼠足跖部汗腺主要分布在足跖肉垫上，足跖关节也有分布，足掌心则缺乏。⑥为加强药效，在给药 1h 后可加强 1 次。⑦模型也可用小鼠。

注意：①本法简便易行，不需特殊设备。②可初步进行发汗机制探讨，如可给予各种工具药（如阿托品、酚妥拉明、肾上腺素等）观察汗点的变化。

5. 肺虚证模型

【原理】 肺脏证候为劳损、感受外邪、久喘久咳伤肺所致，主要有肺气虚、肺阴虚、肺卫不固。目前国内制作肺虚证模型的主要方法是烟熏法（如 SO_2、刨花烟、氢化可的松、利血平和甲状腺素应用加刨花烟熏法等），先造成动物咳喘之证，进而发展成肺气虚证候。中医学认为久病咳喘，可以耗伤肺气，从而导致肺气虚，故烟熏造模法符合中医理论要求。

【材料】

动物：雄性 NIH 小鼠，体重 20～25g。

器材：静式染毒柜（35cm×50cm×50cm）、香烟等。

【方法】 取雄性 NIH 小鼠，体重 20～25g，每日上午将小鼠置于静式染毒柜内，用香烟熏，连续 2 支。每支烟约燃 10min，两支香烟间隔 5min，每周连续 6 天，受试小鼠会出现神态较差，体重增长缓慢，在第 4、6、14 周时处死小鼠并观察，其支气管炎症程度依次加重。可出现咳嗽无力、舌淡红等。此外，还表现为活动减少、毛发蓬乱无光泽、精神萎靡倦怠、饮食量减少、体重增加缓慢等。

【说明】 这类模型在制模上吸取了中、西医在造模方面的成功经验，既与中医理论相联系，又与现代医学的某些疾病相一致，且易于操作，重复性好。但由于中医的“证”和西医的病是两个概念完全不同的体系，理论上尚难统一，因此目前制作的模型在理论依据上尚不能完全反映传统中医的理论特色。本模型可用于肺虚证病因病机和药物治疗的研究。

（二）药理研究

1. 解热作用

（1）对发热 Beagle 犬体温的影响

【原理】 中医常用具有寒凉性质的清热类药治疗发热疾病（温病），清热药作用以解热为主。脂多糖（LPS）是最常用的温病致模因子、Beagle 犬的发热过程和幅度与人类更为接近，故可以此模型检验相应中药解热作用的程度。

【材料】

动物：Beagle 犬，雌雄各半，体重（6±0.4）kg。

器材：SHARFMT-20 数字显示测温计、磅秤、犬固定器、液状石蜡、标记液等。

药品及试剂：脂多糖（lipopolysaccharide，LPS）等。

【方法】　取体温合格的健康 Beagle 犬数只标记称重，按性别、体重分层随机分为三组，分别测肛温两次，以均值作为正常体温。空白对照组耳缘静脉注射生理盐水 1ml/kg；模型对照组和实验组分别耳缘静脉注射 LPS 0.5μg/kg。等待模型对照组和实验组动物体温升高超过 1℃，时间约需 1.5h。模型对照组和实验组，分别按顺序依次给药。空白对照组：肌内注射生理盐水 0.5ml/kg；模型对照组：肌内注射生理盐水 0.5ml/kg；实验组：肌内注射实验药物 0.5ml/kg。给药后 30min、60min、90min、120min 时，分别测量肛温。各组体温用均数加减标准差表示，统计学处理采用方差分析，$P<0.05$ 为有统计学意义。实验结果记录见表 4-1。

表 4-1　实验记录表

组别	剂量	体温					
		致热前	制热后	给药后			
				30min	60min	90min	120min
空白对照组							
模型对照组							
实验组							

（2）对内生致热原性发热家兔脑脊液中 cAMP 含量的影响

【原理】　脑脊液中 cAMP 是致热原作用于体温调节中枢引起发热的介质，而且更接近于引起“体温调定点”上移的终末环节，其浓度变化与发热效应相平行。观察药物对发热动物脑脊液中 cAMP 含量的影响，可以了解其解热作用的机制。

【材料】

动物：兔。

器材：液体闪烁计数仪、全自动酶标仪、低温冰箱、测温仪、离心机、恒温水浴振荡器、真空泵、赛氏滤菌器、精密微量加样器、XHP-5 型微孔滤膜等。

药品及试剂：实验药物、cAMP 测定药盒、肝素、EDTA · Na_2、淋巴细胞分离液、大肠杆菌内毒素、瑞氏染色液、生理盐水、1%锥虫蓝试剂等。

【方法】

1）内生致热原的制备：穿刺家兔心脏采血，肝素抗凝（40U/ml），测白细胞计数，瑞氏染色进行白细胞分类。用淋巴细胞分离液分离单核细胞，分离液与稀释血（稀释 1 倍）比例为 1∶2，于 2000r/min 速度下离心 20min，分离出的单核细胞用生理盐水洗涤 2 次，弃上清液，最后根据单核细胞百分含量，用生理盐水配成含细胞 1.0×10^6/ml 的细胞悬液，将精制大肠杆菌内毒素以 0.2μg/ml 加入单核细胞悬液中，加入 5%血浆，混匀，置于恒温水浴中（27～36℃），频率 100～110 次/分，连续振荡孵育 10h。最后用分子截留值 5 万微孔滤膜进行超滤，收集滤过液，4℃冰箱保存备用。整个操作均按无菌要求进行，并进行热原耐热试验。

2）复制发热模型：内生致热原 0.5ml/kg 给家兔静脉注射。实验时先给家兔灌胃药物，1h 再减半给药 1 次，并立即致热。致热后 90min（此时发热达高峰），于清醒状态下，用预冷注射器连接6号针头，经枕骨与第一颈椎之间，穿刺兔小脑延髓池抽取脑脊液0.6～1.0ml，迅速注入小瓶内，再按脑脊液的1%加入0.5mol/L EDTA · Na_2，加盖混匀，再在1000r/min速度下离心15min，收集贮存于−20℃冰箱备用。cAMP测定按药盒说明进行，用液体闪烁计数仪测定。收集数据，采用统计学分析方法分析。实验结果记录见表4-2。

表4-2 实验结果记录表（一）

组别	只数	基础体温	ΔT	TRI_3	cAMP
正常组					
正常盐水组					
实验药物组					

ΔT：体温反应高度，TRI_3：3h体温反应指数。

2. 抗病毒作用

（1）对流感病毒感染小鼠肺重量测定法

【原理】 以流感病毒肺适应株感染正常小鼠，引起肺炎导致肺组织内炎症细胞和渗出液增多，形成肝样实变，使全部肺重量增加，肺重量增加和肺炎的严重程度呈正相关。肺重量的增减，可反映和判断药物阻止肺炎发生发展或减轻炎症程度的指标。

【材料】

动物：瑞士种小鼠。病毒：流感病毒亚甲型鼠肺适应株FMI株。

器材：鼠固定板，普通天平（1/100）、精密天平（1/1000）、低温冰箱等。

药品及试剂：实验药物、乙醚、生理盐水等。

【方法】 将小鼠按体重平均分为实验药物组、病毒对照组、正常对照组。实验药物组自感染病毒前一天开始，每天两次，每次0.5ml给药治疗，连续至感染后第四天，共10次。第四天先禁食禁水8h后，记录小鼠体重。感染第四天后，用湿棉球浸润皮毛，剪开胸部皮肤切断左侧腋下动脉，放血致死。打开胸腔，取出全肺，放入盛有清水的平皿中洗涤2次，摘除气管、肺门淋巴结等组织，用滤纸吸干表面水分，用精密天平称重。按以下公式求肺指数（每100g体重的肺重量）和肺指数抑制率：

$$肺指数=小鼠肺重（g）/小鼠体重（g）\times 100$$

$$肺指数抑制率=（对照组平均肺指数-实验组平均肺指数）/对照组平均肺指数\times 100\%$$

肺指数值大，表示肺重量也大，肺病变程度就严重：肺指数抑制率为负值时，表示给药组动物的肺病变程度比对照组还严重；肺指数的抑制率为正值时，表示给药组动物的肺病变程度比对照组轻。如肺指数抑制率大于10%，应进行 t 检验。

比较实验药物三个剂量组与对照组动物的肺指数值，观察随着药物剂量的增加肺指数的变化，来判断该药物是否具有抗病毒能力。实验结果记录见表4-3。

表4-3 实验药物对小鼠流感病毒感染肺指数的抑制作用

组别	剂量（g/kg）	动物数	肺指数	肺指数抑制率（%）
正常对照组				
病毒对照组				

续表

组别	剂量（g/kg）	动物数	肺指数	肺指数抑制率（%）
实验药物组 1				
实验药物组 2				
实验药物组 3				

【说明】　①正常小鼠的肺指数与体重有一定关系。体重越小，肺指数越高。因此，在选择动物时，体重要比较接近，体重差异最好不超过 2g。要注意动物的健康状况，尤其在冬季，应摒除自然罹患肺炎的小鼠。②滴鼻感染的成功与否，取决于麻醉程度。麻醉过深、过浅均会使小鼠不能很好地吸入全部病毒液，影响感染量。③病毒感染量要适当控制，最好能在杀剖时肺病变较重而又不发生动物死亡。④杀剖时放血要完全，摘除气管、肺门淋巴结等应力求一致。⑤感染过程中，病毒液保存在冰浴中，实验室温度应在 20℃以下。

注意：①用肺重量法作为评判药物作用的指标，比肉眼判断感染鼠肺肝样实变范围占全肺体积比例的计分法，有了定量的概念，能够比较客观地反映肺病变的程度。本法简单易行，不需特殊设备。②由于肺指数的值不仅反映肺实变的程度，而且与动物全身一般状态（如体重）有密切关系。因此，在药物疗效评价中，对能够改善全身状况的药物也可能会有所反映。又由于肺指数与炎症渗出等有关，如药物有抗炎作用，也可影响肺指数的大小。

（2）对流感病毒感染小鼠的死亡保护作用

【材料】

动物：小鼠。病毒：流感病毒亚甲型 FMI 鼠肺适应株。

器材：灭菌的小试管等。

药品及试剂：实验药物、乙醚、灭菌肉汤培养基（pH 7.2～7.6）等。

【方法】

1）稀释病毒：用肉汤将病毒毒种稀释成 2 个 LD_{50}/0.05ml，置冰水浴中备用。

2）感染小鼠：选 14～16g 健康小鼠，按体重随机分组，于乙醚轻度麻醉下滴鼻感染，每鼠 0.05ml。

3）药物防治：于病毒感染前一天开始口饲给药，每天 2 次，每次 0.5ml，至感染后 4 天，共给药 5 天。同时设病毒对照组、利巴韦林组、实验药物对照组、实验药物组等，观察 14 天，逐日记录动物发病症状和死亡数。

4）结果计算：①死亡保护率（%）=对照组死亡率–实验组死亡率；②延长保护率（%）=（实验组平均存活天数–对照组平均存活天数）/对照组平均存活天数；③计算 $\bar{x}$ 及 P。

结果：观察实验药物是否对流感病毒致死性感染引起小鼠死亡具有保护作用，延长病鼠的存活时间。实验结果记录见表 4-4。

【说明】　①病毒感染量应适当控制，一般用 1～3 个 LD_{50}，使感染病毒的对照组死亡率为 60%～90%。实验前宜先做预实验。②根据以往经验，中药对死亡保护的作用一般较弱。因此动物数宜多。对病毒致死的保护，是综合评价抗病毒药的重要实验，它既包含了药物对病毒增殖的抑制作用，也包含了药物对病毒感染机体功能的保护，以及对病毒毒素作用的对抗作用。因此，是研究中药抗病毒作用的较好指标。

表 4-4 实验药物对小鼠感染流感病毒的死亡保护作用

组别	感染量（LD_{50}）	药物剂量（g/kg）	动物数（只）	死亡数（只）	死亡率（%）	死亡保护率（%）	平均存活天数
病毒对照组							
利巴韦林组							
实验药物对照组							
实验药物组							

3. 镇痛抗炎作用

对大鼠头痛模型的影响

【原理】 头痛是外感表证的常见证候。选用大鼠经头部皮下注射硝酸甘油注射液10mg/kg，30min左右，可导致动物头部血管扩张，从而出现双耳发红、前肢频繁挠头、爬笼次数增多、烦躁不安现象。此现象持续约2h。该模型的症状表现与人类头痛发作时的表现及变化有一定的相似性，可用于观察药物对头痛的治疗作用。

【材料】

动物：大鼠。

器材：大鼠灌胃器、注射器、针头、定时钟等。

药品及试剂：实验药物[实验时用蒸馏水（含0.5%吐温-80助溶）配成所需浓度的混悬液备用]、硝酸甘油注射液、麦角胺咖啡因片等。

【方法】 取大鼠40只，按体重随机分为4组，每组10只。分别为空白组、模型组、阳性组、实验药物组。除空白组外其余各组动物于皮下注射硝酸甘油10mg/kg，以出现双耳发红、前肢频繁挠头等提示造模成功。造模15min后，阳性组予麦角胺咖啡因溶液灌胃，实验组则予实验药物灌胃，空白组和模型组予等容积蒸馏水（含0.5%吐温-80助溶）灌胃。给药后120min内，以每30min作为一个时间段，观察各组大鼠在每30min内的挠头次数。

结果：观察实验药物对硝酸甘油致头痛大鼠挠头次数的抑制作用。实验结果记录见表4-5。

表 4-5 实验药物对硝酸甘油致头痛大鼠挠头次数的影响

组别	硝酸甘油剂量	挠头次数			
		0～30min	31～60min	61～90min	91～120min
空白组					
模型组					
阳性组					
实验药物组					

4. 发汗作用

（1）对正常大鼠足跖汗液分泌的影响（着色法）

【原理】 大鼠足跖部肉垫上有汗腺分布，其汗液分泌的多少可利用碘与淀粉遇汗液即可产生紫色反应，观察汗液分泌的变化，紫色越深，说明发汗作用越强，用发汗工具药毛果芸香碱的发汗作用与受试药物进行比较，即可了解其发汗的程度。

【材料】

动物：大鼠。

器材：大鼠固定器、固定架、放大镜等。

药品及试剂：实验药物（但需取馏出液，占总药液的五分之一）、蒸馏水、无水乙醇、和田-高垣试剂等。

【方法】

1）用棉签蘸取无水乙醇轻轻将大鼠足跖部污物擦洗干净，称重、编号、随机分组，分别灌服实验药物、蒸馏水（等体积）和皮下注射毛果芸香碱溶液（3.5mg/100g），给药后将大鼠分别置入大鼠固定器内，仰卧位固定，暴露双后肢（为避免后肢缩回固定器内，可用胶布条轻轻地将其双后肢固定在固定器上）。

2）给药 30min 时将各组大鼠足跖部原有的和由于固定时挣扎所致的汗液用干棉签轻轻拭干，于大鼠足跖部皮肤涂上和田-高垣试剂 A 液，待充分干燥后，再薄薄涂上 B 液，然后肉眼或用放大镜仔细观察深紫色着色点（即汗点）出现的时间、颜色和数量，待汗点出现后，继续观察 20min，每 5min 记录一次。

3）实验结束后将数据进行统计学处理，比较各组间的差异。

【结果】 观察实验药物对正常大鼠足跖部汗液分泌的影响，并与发汗工具药毛果芸香碱作比较。实验结果记录见表 4-6。

表 4-6　实验药物对正常大鼠足跖部汗液分泌的影响

组别	剂量（g/kg）	给药途径	给药 1h 汗点出现数
蒸馏水组			
毛果芸香碱组			
实验药物组			

【说明】 和田-高垣试剂的配制方法：A 液，取碘 2g 溶于 100ml 无水乙醇即成；B 液，取可溶性淀粉 50g，蓖麻油 100ml，两者均匀混合即成。

（2）对大鼠足跖部汗液分泌的影响（组织形态观察法）

【原理】 汗腺兴奋时，除汗液分泌增加外，汗腺上皮细胞内的形态也随之改变。汗腺兴奋时，光学显微镜下可见汗腺上皮细胞空泡数目增多、扩大。这种扩大的空泡在电子显微镜下则显示为汗腺上皮细胞内线粒体肿胀、破裂、融合和分泌小泡扩大，通过对大鼠足跖部汗腺上皮组织形态学的观察，即可了解汗腺分泌活动的程度。

【材料】

动物：大鼠。

器材：大鼠灌胃器、注射器、针头、定时钟、具塞玻璃瓶（50ml）、断头台等。

药品及试剂：实验药物、1mg/ml 毛果芸香碱溶液、10%甲醛溶液等。

【方法】 大鼠 40 只，称重编号，随机分组，分别灌服实验药物、等体积生理盐水、毛果芸香碱溶液（35mg/kg）。实验药物组和生理盐水组于给药后 2h，毛果芸香碱组于给药后 1h 于踝关节处瞬时截断双后肢，随即取下双足跖部肉垫皮肤和皮下组织各 2～3 块，按常规方法固定、脱水、包埋、切片、HE 染色，光学显微镜下观察各组大鼠足跖部汗腺上皮细胞内的变化，主要观察空泡的发生率，并进行计数比较。空泡发生率=（空泡汗腺数/观察汗腺数）×100%。实验结果记录见表 4-7。

表 4-7 实验药物对大鼠足跖部汗腺上皮细胞形态学的影响

组别	观察汗腺数（个）	空泡汗腺数（个）	空泡发生率（%）
生理盐水组			
毛果芸香碱组			
实验药物组 1			
实验药物组 2			

【说明】 ①本实验也可用小鼠。②截断双后肢的时间要准确，动作要快。③取足跖肉垫皮肤组织时，动作应轻、快。④室温控制在 25℃左右即可。⑤若要用电子显微镜观察形态学的变化，则应按超薄切片的方法取标本。

（3）对小鼠汗腺分泌的影响（汗腺导管内径观察法）

【原理】 汗腺兴奋时，除汗液分泌增加，汗腺导管的形态也随之改变，光学显微镜下可见汗腺导管内径扩大。通过对小鼠腋窝部皮肤汗腺导管内径的观察，可了解汗腺分泌活动的程度。

【材料】

动物：小鼠。

器材：小鼠灌胃器、注射器、针头、定时钟、具塞玻璃瓶（50ml）、断头台等。

药品及试剂：实验药物、1mg/ml 毛果芸香碱溶液、10%甲醛溶液等。

【方法】 取体重 18～22g 的小鼠 30 只，称重编号；随机分为 3 组，前两组分别灌服实验药物和等体积生理盐水，灌服量均为 0.2mg/10g；第三组皮下注射毛果芸香碱溶液（35mg/kg）。前两组于给药后 1h，第三组于给药后 30min 后，脱颈椎处死动物，切取小鼠腋窝部皮肤处理后作为切片，在显微镜下观察，选取 10 条汗腺导管，测量导管内径，取其平均值进行比较，作为评价发汗强度的指标。搜集数据，进行统计学分析。实验结果记录见表 4-8。

表 4-8 实验药物对小鼠腋窝部皮肤汗腺导管内径的影响

组别	动物数	汗腺导管内径
生理盐水组		
毛果芸香碱组		
实验药物组		

【说明】 ①本实验也可用大鼠。②取材的时间要准确，动作要快。③室温控制在 25℃左右。

（4）对小鼠发汗作用情况观察

【材料】

动物：小鼠 120 只，体重 18～22g，雌雄各半。

器材：注射器、针头、托盘天平、鼠笼等。

药品及试剂：实验药物、生理盐水等。

【方法】

1）将 120 只小鼠称重后，分组，实验组腹腔注射实验药物；对照组腹腔注射等量生理盐水。将小鼠放鼠笼内，调节环境温度在 20℃左右。

2）结果观察：给药后小鼠的发汗情况按以下分级标准（目测发汗范围）进行分级。0 级，皮毛干燥，无汗；1 级，皮毛松，无汗；2 级，皮毛松，腹部或胸部有汗；3 级，皮毛松，腹部和胸部均有汗；4 级，皮毛松，下颌至腹部均有汗。

实验结果记录见表 4-9。

表 4-9　实验结果记录表（二）

组别	动物数（只）	出汗级数	出汗动物数（只）	出汗所需时间（min）
实验组				
对照组				

（三）实例分析

1. 抗病毒胶囊的解热作用

抗病毒胶囊对大肠杆菌致大鼠发热的影响

【材料】

动物：雄性大鼠，体重（280±20）g。

器材：注射器、体温计等。

药品及试剂：抗病毒胶囊、阿司匹林、蒸馏水等。

【方法】　取雄性大鼠，体重（280±20）g，测量正常体温，选择体温合格者（体温 36.6～37.8℃），随机分为空白对照组，阿司匹林组（100mg/kg），抗病毒胶囊低（0.5g/kg）、中（1g/kg）、高（2g/kg）剂量组共 5 组，每组 10 只，除空白对照组外灌胃给药，灌胃 20mg/kg，空白对照组灌胃等量生理盐水，分别于给药后 1.5h、3h、6h 测体温。尾静脉注入 2×10^4/L 大肠杆菌，0.5ml/只，注射大肠杆菌后灌胃给药，空白对照组灌胃等量蒸馏水，分别于给药后 1.5h、3h、6h 测体温 1 次。

【结果】　抗病毒胶囊对大肠杆菌致大鼠发热的影响结果见表 4-10。

表 4-10　抗病毒胶囊对大肠杆菌致大鼠发热的影响（$\bar{x}\pm s$，℃）

组别	正常体温	给药后体温		
		1.5h	3h	6h
空白对照组	37.39±0.28	39.23±0.35	39.19±0.45	38.23±0.45
阿司匹林组	37.13±0.34	38.19±0.56$^{2)}$	37.27±0.26	37.16±0.33$^{2)}$

续表

组别	正常体温	给药后体温		
		1.5h	3h	6h
抗病毒胶囊低剂量组	36.89±0.22	37.77±0.57[1)]	37.81±0.60[1)]	37.67±0.45[1)]
抗病毒胶囊中剂量组	37.16±0.32	37.77±0.32[1)]	37.46±0.31[1)]	37.48±0.36[1)]
抗病毒胶囊高剂量组	37.06±0.17	37.86±0.22[1)]	37.40±0.25[2)]	37.31±0.27[1)]

注：与空白对照组比较，1) $P<0.01$，2) $P<0.001$。

【说明】 结果显示抗病毒胶囊低、中、高剂量组在给药后 1.5h、3h、6h 体温均显著低于空白对照组，表明抗病毒胶囊能明显降低大肠杆菌致发热大鼠的体温。

2. 抗病毒胶囊的抗菌作用

（1）抗病毒胶囊对小鼠致死性金黄色葡萄球菌感染的保护作用

【材料】

动物：小鼠 120 只，雌雄各半，体重（20±2）g。

器材：注射器等。

药品及试剂：抗病毒胶囊、阿莫西林、生理盐水、金黄色葡萄球菌菌液等。

【方法】 取小鼠 120 只，雌雄各半，体重（20±2）g，随机均分为空白对照组，阿莫西林组，抗病毒胶囊低、中、高剂量组共 5 组，分别灌胃给药，灌胃量 20ml/kg，空白对照组灌胃等量生理盐水，一日 1 次，连续 3 天。于末次给药后 40min，以 10 亿/ml 的金黄色葡萄球菌菌液给小鼠腹腔注射（0.5ml/只），分别于感染细菌后 6h、24h 观察小鼠死亡率，经 χ^2 检验。

【结果】 与空白对照组相比，抗病毒胶囊中、高剂量组小鼠死亡率均显著降低，见表 4-11。

表 4-11　抗病毒胶囊对小鼠死亡率的影响

组别	剂量（g/kg）	鼠数（只）	6h 死亡[只（%）]	24h 累计死亡[只（%）]
空白对照组	—	24	18（75）	22（92）
阿莫西林组	0.5	24	8（33）[2)]	13（54）[2)]
抗病毒胶囊低剂量组	0.5	24	14（58）	18（75）
抗病毒胶囊中剂量组	1.0	24	10（42）[1)]	15（63）[1)]
抗病毒胶囊高剂量组	2.0	24	11（46）[1)]	16（67）[1)]

注：与空白对照组比较，1) $P<0.05$，2) $P<0.01$。

（2）体外抑菌作用

【材料】

病菌：新鲜标准菌。

器材：空白药敏试纸片、滴管、培养皿、卡尺等。

药品及试剂：抗病毒胶囊、麦氏 0.5 号浊度菌悬液、无菌蒸馏水等。

【方法】　将体外试验用标准菌株传代培养18～24h的新鲜标准菌，配成麦氏0.5号浊度菌悬液，备用；用无菌蒸馏水将抗病毒胶囊配成每毫升含0.5g抗病毒胶囊原液，然后稀释成不同浓度的药液，将自制的空白药敏试纸片浸入不同浓度的药液中，浸泡0.5h，倒去余液，晾干备用；用接种环取上述菌悬液均匀涂布于培养皿上，将含不同药物浓度的药敏试纸片贴于培养皿内，35℃培养24h，用卡尺量取抑菌圈直径，试验重复一次，取两次试验结果平均值。

【结果】　结果显示0.50g/ml抗病毒胶囊药液对肺炎链球菌、金黄色葡萄球菌的抑菌圈直径分别为12.5mm、13.0mm，0.25g/ml抗病毒胶囊药液对肺炎链球菌、金黄色葡萄球菌的抑菌圈直径分别为7.5mm、7.0mm，0.125g/ml抗病毒胶囊药液对肺炎链球菌、金黄色葡萄球菌，以及各浓度对肺炎克雷伯菌、铜绿假单胞菌的抑菌圈直径均为0。表明一定浓度抗病毒胶囊体外对肺炎链球菌、金黄色葡萄球菌有抑制作用，体外对肺炎克雷伯菌、铜绿假单胞菌未见抑制作用。

3. 体外抗流感病毒试验

（1）药物毒性试验

【材料】　抗病毒胶囊、MDCK（狗肾细胞）、培养皿、滴管等。

【方法】　采用微量细胞病变法、微量红细胞凝集实验，将抗病毒胶囊稀释成1∶2048～1∶8（*W/V*），接种于MDCK（狗肾细胞）上，37℃、72h内观察细胞病变，有病变者为有毒性。

【结果】　结果显示稀释在1∶2048～1∶64未见毒性。

（2）抗病毒试验

【方法】　采用微量红细胞凝集试验。

1）病毒滴定：A1的滴度为103.5$TCID_{50}$，A3的滴度为102.5$TCID_{50}$，根据以上结果确定药物试验A1和A3病毒使用浓度均为10$TCID_{50}$。

2）药物抗病毒试验：将抗病毒胶囊稀释成1∶2048～1∶8（*W/V*），与10$TCID_{50}$的二型病毒混合，加于长成片的MDCK上，有病变者为有毒性。结果显示稀释在1∶2048未见毒性。

3）血球凝集试验测定病毒滴度：取人“O”型血配成0.75%浓度，将细胞培养（抗病毒）液25μl，加于微量V型血凝板上进行2倍稀释，最终稀释度为1∶256，加入0.75%的红细胞悬液50μl，于37℃放置1h，观察红细胞凝集，以++为终点，以血凝滴度表示。结果显示抗病毒胶囊在1∶64的浓度下对A1和A3流感病毒有抑制作用，在1∶2048～1∶128的浓度下A1流感病毒的血凝滴度为1∶8；在1∶128和1∶2048～1∶256的浓度下A3流感病毒的血凝滴度分别为1∶8、1∶16。表明抗病毒胶囊在1∶2048～1∶64的浓度下对A1和A3流感病毒均有抑制作用。

4. 抗炎作用

抗病毒胶囊对二甲苯致小鼠耳郭肿胀度的抗炎作用

【材料】

动物：小鼠，体重（20±2）g。

器材：注射器、电子天平、剪刀、打孔器等。

药品及试剂：抗病毒胶囊、阿司匹林、生理盐水、二甲苯等。

【方法】 取小鼠，体重（20±2）g，随机均分为空白对照组，阿司匹林组，抗病毒胶囊低、中、高剂量组，每组10只。空白对照组灌胃生理盐水，其余四组灌胃给药，每日1次，连续3日。末次给药后40min，用二甲苯（0.02ml/只）涂于小鼠左耳前后两面，4h后，将小鼠脱臼处死，沿耳郭基线剪下双耳，用10mm直径打孔器分别在同一部位打下耳片，电子天平称重。每鼠左耳片重量减去右耳片重量即为肿胀度。

【结果】 抗病毒胶囊中、高剂量组肿胀度显著低于空白对照组，表明抗病毒胶囊具有明显的抗炎作用，见表4-12。

表4-12 抗病毒胶囊对二甲苯致炎后鼠耳肿胀度的影响（$\bar{x}\pm s$）

组别	剂量（g/kg）	肿胀度（mg）
空白对照组	—	6.2±2.6
阿司匹林组	0.1	1.9±0.7[2)]
抗病毒胶囊低剂量组	0.5	5.6±2.9
抗病毒胶囊中剂量组	1.0	3.4±1.9[1)]
抗病毒胶囊高剂量组	2.0	3.0±1.2[1)]

注：与空白对照组比较，1) $P<0.01$，2) $P<0.001$。

5. 抗病毒胶囊对免疫功能的影响

（1）抗病毒胶囊对正常小鼠单核巨噬细胞功能及免疫器官重量的影响

【材料】

动物：小鼠，体重（23±2）g，雄性。

器材：注射器、电子天平等。

药品及试剂：抗病毒胶囊、香菇菌多糖片、20%印度墨汁生理盐水、0.1% $NaHCO_3$溶液、蒸馏水等。

【方法】 取小鼠，体重（23±2）g，雄性。随机均分为抗病毒胶囊低、中、高剂量组，香菇菌多糖组，空白对照组。灌胃给药，每日1次，0.2ml/10g，空白对照组给等量蒸馏水，每日1次，连续5日。末次给药后40min称重，由尾静脉注入20%印度墨汁生理盐水后2min及20min分别眼眶取血20μl，溶于2ml 0.1% $NaHCO_3$溶液摇匀，于570nm处测其吸光度值；脱臼处死小鼠，解剖摘取肝、脾、胸腺，电子天平称重。按文献计算吞噬速率K，吞噬指数α，免疫器官脾、胸腺的湿重指数。

【结果】 结果显示抗病毒胶囊中、高剂量组吞噬速率、胸腺湿重指数均显著高于空白对照组，抗病毒胶囊中剂量组吞噬指数显著高于空白对照组，见表4-13、表4-14。

表4-13 抗病毒胶囊对正常小鼠单核巨噬细胞吞噬功能的影响（$\bar{x}\pm s$）

组别	动物数（只）	剂量（g/kg）	K（$\times10^{-2}$）	α
空白对照组	10	—	2.35±0.55	5.82±1.20
香菇菌多糖组	10	0.42	2.87±0.46[1)]	6.92±0.93[1)]

续表

组别	动物数（只）	剂量（g/kg）	K（$\times 10^{-2}$）	α
抗病毒胶囊低剂量组	10	0.5	2.64±0.32	5.50±0.38
抗病毒胶囊中剂量组	10	1.0	2.98±0.28^2)	7.27±1.53^1)
抗病毒胶囊高剂量组	10	2.0	2.95±0.41^2)	6.47±0.70

注：与空白对照组比较，1) $P<0.05$，2) $P<0.01$。

表 4-14　抗病毒胶囊对正常小鼠免疫器官胸腺、脾湿重指数的影响（$\bar{x}\pm s$）

组别	动物数（只）	剂量（g/kg）	胸腺湿重指数（mg/10g）	脾湿重指数（mg/10g）
空白对照组	10	—	18.9±5.3	45.4±11.5
香菇菌多糖组	10	0.4	225.6±6.6^1)	42.9±7.9
抗病毒胶囊低剂量组	10	0.5	41.6±11.5^2)	44.3±7.6
抗病毒胶囊中剂量组	10	1.0	43.3±10.5^2)	43.9±7.5
抗病毒胶囊高剂量组	10	2.0	35.4±8.3^2)	43.1±6.7

注：与空白对照组比较，1) $P<0.05$，2) $P<0.001$。

（2）抗病毒胶囊对环磷酰胺所致小鼠体液免疫功能低下的影响

【材料】

动物：小鼠，雄性，体重（20±2）g。

器材：注射器等。

药品及试剂：抗病毒胶囊、香菇菌多糖片、环磷酰胺、生理盐水、羊红细胞（SRBC）等。

【方法】　取小鼠，雄性，体重（20±2）g，随机分为空白对照组，模型对照组，抗病毒胶囊低、中、高剂量组和香菇菌多糖组。灌胃给药 0.2ml/10g，每日 1 次，连续 5 日，空白对照组、模型对照组灌胃等量生理盐水。于给药第 1、2、3 日皮下注射环磷酰胺 20mg/kg，第 2 日腹腔注射羊红细胞（SRBC），末次给药后 40min 眼眶取血，分离血清，进行溶血素测定，以样品吸光度值与羊红细胞半数溶血吸光度值的比值乘以稀释倍数计算得半数溶血吸光度值（HC_{50}）。

【结果】　结果显示环磷酰胺模型对照组半数溶血吸光度值（149±152）显著低于空白对照组（158±91）（$P<0.05$），抗病毒胶囊中、高剂量组半数溶血吸光度值（146±133、142±145）显著高于环磷酰胺模型对照组（98±73）（$P<0.05$），表明抗病毒胶囊能明显提高环磷酰胺抑制的小鼠体液免疫功能，增加免疫抑制小鼠溶血素抗体生成。

二、清　热　药

凡以清解里热为主要功效的药物称为清热药。根据药物功能与主治的不同，清热药分为清热泻火药、清热燥湿药、清热解毒药、清热凉血药和清虚热药等。可用于治疗现代医学的多种急性传染病、感染性疾病，也可用于治疗许多重要的非感染性疾病，如某些肿瘤、白血病、心血管疾病、变态反应疾病及内分泌代谢性疾病等，以发热不恶寒、口渴、口苦、尿黄、舌红苔黄、脉数为基本症状，其病因多为病原微生物所致急性感染，其基本病理过程有发热、急性炎症、血液循环障碍、神经-内分泌-免疫功能紊乱等。

清热药药理作用的发挥主要是药物中含有的碱性物质，如黄连、黄柏、三颗针中的小檗碱及其他一些生物碱如巴马亭、小檗胺具有较强的抗菌活性。许多清热药均能抑制内毒素所致的发热，还有一些清热药可抑制内毒素所致 TNF、IL-1、NO、血小板活化因子（PAF）等生成。近来，有关清热药成分对免疫功能影响的研究发现，紫草萘醌、丹皮酚、青蒿素及其衍生物、苦参和山豆根生物碱、穿心莲内酯等具有抗变态反应活性。

清热药对多种细菌、病毒、真菌、螺旋体和原虫等病原体有不同程度的抑制生长繁殖作用，并能防止细菌抗药性形成；可拮抗内毒素活性、直接解毒和促进单核巨噬细胞系统（RES）对内毒素的清除，如抑制金黄色葡萄球菌凝固酶和溶血毒素生成、降低内毒素毒力、抑制内毒素所致的炎症级联反应、抑制感染症状与进程；抗细菌毒素；可抑制花生四烯酸代谢、减少内热原生成和抑制下丘脑热敏神经元达到解热的目的；可抑制炎性介质和细胞因子生成，拮抗炎症级联反应；此外清热药对机体免疫功能有调节作用，表现为增强抗病原体的免疫功能和抑制变态反应。有些清热药能抑制血小板功能、抗凝血和抗弥散性血管内凝血（DIC），具有降压、抗肿瘤和保肝利胆等药理作用。

（一）动物模型

1. 抗菌试验

（1）大肠杆菌感染小鼠模型

【原理】 活菌既保留了细菌菌体成分的致炎作用，又保留了细菌的繁殖能力，因此采用活菌攻击小鼠复制动物模型，能够更好地模拟临床患者的病理生理特点，动物模型更接近临床。

【材料】

动物：小鼠。大肠杆菌菌液：从 LB 琼脂平板中挑取单个菌落接种于 LB 培养液中，37℃、180r/min 条件下振荡培养 12h，再加 500ml 新鲜 LB 培养液继续培养至对数生长期（OD_{600} 0.3～0.8，1OD=5×10CFU/ml），收集菌液于 4000r/min 速度下离心 5min，收集沉淀并用无菌生理盐水洗涤 2 次后再稀释调节菌液密度为 2.5×10^8CFU/ml。

器材：1ml 注射器、电子天平、酶联分析仪等。

【方法】 将小鼠按随机数字表法分为 6 组，每组 10 只，雌雄各半。对照组和不同浓度的大肠杆菌攻击组（0.3125×10^8CFU/ml、0.625×10^8CFU/ml、1.25×10^8CFU/ml、2.5×10^8CFU/ml、5.0×10^8CFU/ml），每组小鼠经尾静脉注射大肠杆菌悬液 0.1ml/10g 体重，观察各组小鼠在注射后 7 天内的一般情况、死亡率及死亡时间，以确定复制小鼠细菌脓毒症模型使用的大肠杆菌浓度。实验结果记录见表 4-15。

表 4-15 不同剂量的大肠杆菌对小鼠的致死作用

组别	不同时间段各组存活的动物数						死亡率（%）
	0h	6h	12h	24h	48h	72h	
对照组							
0.3125×10^8CFU/ml组							

续表

组别	不同时间段各组存活的动物数						死亡率（%）
	0h	6h	12h	24h	48h	72h	
0.625×10^8CFU/ml 组							
1.25×10^8CFU/ml 组							
2.5×10^8CFU/ml 组							
5.0×10^8CFU/ml 组							

（2）大肠杆菌感染家兔的急性腹膜炎模型

【原理】　给家兔腹腔注射大肠杆菌造成腹膜炎动物模型，以动物体温、白细胞数、腹腔液细菌数、血液细菌培养及病理形态等变化为指标，可观察药物对动物的体内抗感染作用。

【材料】

动物：家兔，体重 2.5～3.0kg。

器材：灭菌试管、试管架、三角烧瓶、培养皿、注射器、针头接种棒、体温计、体重秤、电热恒温箱、生物显微镜等。

药品及试剂：灭菌牛肉膏汤培养基等。

【方法】　菌液制备：将保存的大肠杆菌复苏后接种于牛肉汤琼脂培养基中，挑选典型菌落接种于牛肉汤膏培养基，再转种于普通琼脂斜面，于 37℃培养 16～18h 后用生理盐水洗下菌苔稀释，按常规方法测定实验感染的活菌数。

取琼脂粉 0.4g，加入 100ml 牛肉膏汤培养基中，溶化，滤过，分装（每管 10ml），高压灭菌后放入 56℃温箱待用。将大肠杆菌生理盐水溶液（菌液浓度约 6×10^9/ml）放入 0.49%琼脂管中做 2 倍稀释（菌液浓度约 3×10^9/ml）。先经预试，确定形成细菌性腹膜炎的感染适用量后，取家兔 15 只，分为 3 组，按 0.5ml/kg、0.8ml/kg、1.2ml/kg 体重，每组各经腹腔接种 5 只动物，感染后 24h 各组解剖 1 只，48h、72h 各组解剖 2 只，再根据腹腔液的细菌数、白细胞计数及病理形态变化等指标判定形成典型急性细菌性腹膜炎感染的适用量。

【说明】　大肠杆菌菌株毒力不同，故须进行预试，以确定适宜的感染量。本实验制作腹膜炎动物模型时，取大肠杆菌菌液（浓度约 3×10^9/ml，以 0.29%琼脂作固定剂）0.8ml/kg 体重感染动物，如不加 0.2%琼脂作固定剂，感染后虽能引起家兔死亡，但腹腔内并无明显的病理变化，不利于观察细菌感染及其引起的炎症病理变化。

2. 抗病毒试验

Ⅰ型单纯疱疹病毒感染家兔的单纯疱疹病毒性角膜炎模型

【原理】　单纯疱疹病毒对家兔角膜组织细胞具有高度敏感性，如先将角膜划痕再接种该病毒，几天后可出现角膜炎，此时在裂隙灯下或用荧光素染色角膜可见病灶，采集角膜粘取物能分离出该病毒。

【材料】

动物：家兔（雄性，1.5～2.0kg）。病毒：Ⅰ型单纯疱疹病毒。

器材：低温冰箱（–40℃）、普通冰箱（4℃）、生化培养箱（15～50℃）、普通天平、弯剪、弯镊、5号注射针头、滤纸、兔笼、玻璃培养皿、玻璃量筒、玻璃试剂瓶、玻璃漏斗、细胞培养玻璃瓮、定量玻璃吸/滴管、定量移液管、塑料吸头、手电筒、细胞培养木架等。

药品及试剂：Hanks 液、胰蛋白酶（效价 1∶250）、抗生素（青霉素、链霉素、卡那霉素、两性霉素）、$NaHCO_3$、199/Eagle 培养液、小/胎牛血清、荧光素、生理盐水等。

【方法】 取健康孕妇人工流产胎儿的肌肉和皮肤，用 Hanks 液尽量洗除血液，剪成 $1mm^3$ 左右的小块，按 1∶5～1∶4 加入 2.5mg/ml 胰蛋白酶（效价 1∶250）-Hanks 液 4℃消化过夜，再经 Hanks 液洗涤 3 次，加入生长液（含 10%小牛血清、199/Eagle 培养液及青霉素 100U/ml、链霉素和卡那霉素各 100μg/ml，用 38mg/ml $NaHCO_3$ 调整 pH 至 7.2～7.4）轻轻吹打，按 5×10^5 细胞/ml 分装于细胞瓶内，静置于 5° 倾斜的细胞培养木架上，在生化培养箱内 37° 孵育 4～5 天即可长成单层细胞。

Ⅰ型单纯疱疹病毒在原代人胚肌皮单层细胞内传代培养，并用同型抗血清进行中和试验，经鉴定无误后，放在–40℃低温冰箱内保存备用。

先弃除单层细胞培养瓶内的生长液，然后取病毒 0.1ml 和维持液（2%小牛血清、两性霉素 2μg/ml，其他与生长液相同）0.9ml 同时加入细胞瓶内。另设细胞-维持液对照组。各接种 10 瓶，33℃孵育 7 天，隔日观察特异性细胞病变：细胞肿胀变圆与靶标状。在细胞-维持液不产生细胞病变的条件下，病毒培养瓶出现细胞病变（+++～++++），收获病毒液后–40℃冻存。

使用冻存的病毒原液，按对数比例稀释（10∶1～10∶8），各稀释液接种 6 瓶，静置于 5° 倾斜的培养架上，33℃孵育 7 天，隔日观察特异性细胞病变，第 7 天为终点。在细胞-维持液不产生细胞病变的条件下，病毒效价测试组的最高稀释度出现 50%组织培养感染剂量/ml（$TCID_{50}$/ml）的细胞病变对数差，即为病毒的繁殖对数。实验重复 4～6 次，取均数和标准差计算结果。

用 5 号注射针头划痕家兔角膜 10 次，取定量移液管在下眼睑内滴入 106$TCID_{50}$/ml 浓度的病毒 10μl，闭合眼睑按扑 10s（约 20 次）。感染 24～72h 后，角膜可用荧光素染色，在手电筒对光照射下，角膜开始出现点状病灶，随即逐步发展为条、片、块、树枝和地图状。在产生块状病灶（大约 3 天）后投药治疗。

【说明】 家兔来源广泛、性情温顺、饲养方便、兔眼易观察，因此，家兔单纯疱疹病毒性角膜炎为研究药物抗单纯疱疹病毒的经典方法。

3. 抗细菌毒素试验

LPS 感染小鼠模型

【原理】 内毒素/脂多糖（LPS）是革兰阴性细菌外膜的主要成分，是引起脓毒症的主要病原分子。LPS 通过血浆 LPS 结合蛋白（LBP）转运，与单核巨噬细胞膜上的受体 CD14 结合，形成 LPS-CD14 复合物后再与跨膜受体 TLR 结合，将外源信号转入胞内，导致单核巨噬细胞活化，释放 TNF-α、IL-6 等细胞因子，介导脓毒症的发生。给人或动物注射 LPS 均可复制出脓毒症反应。

【材料】

动物：小鼠。

器材：1ml 注射器、电子天平等。

【方法】　将小鼠按随机数字表法分为 6 组，每组 10 只。各组分别尾静脉注射 LPS 0mg/kg、2.5mg/kg、5mg/kg、10mg/kg、20mg/kg、40mg/kg，注射容积为 0.1ml/10g。观察每组小鼠在注射后 7 天内的一般情况、死亡时间及死亡率，测定 LPS 对小鼠的 LD_{50}，以确定复制脓毒症小鼠模型的 LPS 用量。

【说明】　①LPS 配制后极易贴壁，使用前必须充分振荡，保证贴壁的 LPS 完全脱落，否则用以攻击的 LPS 毒力将大大下降。注射药物及 LPS 时需缓慢注射，以免注射过快导致动物死亡。②不同血清型的 LPS 毒力不同，实验动物反应差异较大，因此实验时应选相同厂家、相同血清型、相同批号的 LPS。③实验用大肠杆菌内毒素可由干燥大肠杆菌制备。经毒力测定后封装在安瓿内，置冰箱内保存备用。细菌内毒素因其来源种类很多，制配方法、纯度及动物敏感性不同，其毒力不同。实验前必须测定所选内毒素对所用品系动物的毒力。自制内毒素可选用高毒力菌株培养后刮下菌苔，然后按 Westphal 热酚法制备，也可加热杀死高毒力革兰阴性菌，用其混悬液作为粗制内毒素使用。本法简便易操作，重现性好，是最常用的体内抗细菌内毒素试验。

4. 抗衣原体和寄生虫试验

阴道毛滴虫感染小鼠模型

【原理】　清热药的药性寒凉，主要用于各种热症的治疗。近代研究发现此类药大多数具有不同程度的抗寄生虫、抗菌、抗病毒作用。给雌性小鼠阴道注射阴道毛滴虫，造成阴道毛滴虫动物模型，以阴道冲洗液中阴道毛滴虫数为指标，观察药物对动物的体内抗寄生虫作用。

【材料】

动物：小鼠，雌性。阴道毛滴虫实验虫株，系从急性期滴虫性阴道炎患者分离经鉴定保种，虫种在肝浸汤培养基中以无菌传代保种。

器材：手术剪、眼科镊、灭菌试管、灌胃针头、注射器、烧杯、天平、无菌培养管、高压灭菌器等。

药品及试剂：肝浸汤培养基[（牛肝 15.0g、蛋白胨 2.0g、半胱氨酸盐酸盐 0.2g、麦芽糖 1.0g、氯化钠 0.5g、蒸馏水 100.0ml），将 pH 调至 5.5～6.0，每管分装 8.0ml，经 20min 高压灭菌，取出冷却，储存于 4℃冰箱备用。接种前每管加入 20%灭活无菌的小牛血清 2.0ml 和抗生素（青霉素 100 万 U/L、链霉素 100mg/L）。使用前转置 37℃温箱中平衡 48h]等。

【方法】　首先用消毒生理盐水冲洗小鼠阴道，每日一次，连续 3 日，阴道冲洗液涂片镜检，结果显示试验所用动物镜检阴道毛滴虫均为阴性，无滴虫感染和炎症动物方可作为模型对象。取雌性小鼠，每只阴道深部接种阴道毛滴虫悬液（含虫密度为 10×10^5～15×10^5/ml）0.1ml，每日 1 次，连续 3 日，第 4 日做阴道涂片检查，以高倍镜下能看到有波动膜和活动的阴道毛滴虫为感染阳性，即为造模成功。

5. 解热试验

干酵母大鼠致热模型

【原理】　酵母混悬液皮下注射可引起大鼠发热。

【材料】

动物：大鼠，体重 180～220g。

器材：电子体温计、6 号针头注射器等。

药品及试剂：高活性干酵母等。

【方法】 取大鼠置于恒温的实验室环境中，每天用蘸有少量液状石蜡的体温计轻轻插入肛内 2cm 测肛门温度（体温）1 次，连续 3 日，使适应环境和测温刺激。称取高活性干酵母 10g 置于乳钵中，加入适量蒸馏水研磨成均匀的混悬液，并定容至 50ml，即得 20%干酵母混悬液，临用配制。将大鼠禁食不禁水 8h，每小时测体温 1 次，连续 2 次，选体温变化不超过 0.3℃的动物留用，平均体温作为正常体温。给留用大鼠背部皮下注射 20%干酵母悬液 10ml/kg，6h 后测定体温，选取体温升高 0.8℃以上的大鼠作为模型动物。

【说明】 ①大鼠体重以 180～220g 为宜。皮下注射干酵母 10ml/kg，大鼠体温先有一个超过 0.5℃的下降，2h 左右开始升高，6～8h 达高峰（升高 15℃以上），持续 12h 以上。②测肛内温度时先将直肠粪便排出，测肛温会导致体温波动。在适应实验室环境的同时每日测肛温 2 次，连续 3 日，可明显减轻皮下注射酵母引起的低体温反应，但不影响发热。③正式实验前应禁食不禁水 6～8h，给药后可自由采食。④20%干酵母悬液较浓稠，且较易于沉淀，应在摇动下吸取，注射时宜用 6 号针头缓慢推入。

6. 抗炎试验

TNBS 致大鼠溃疡性结肠炎模型

【原理】 2, 4, 6-三硝基苯磺酸（TNBS）溶于乙醇灌肠时，乙醇溶解肠黏膜表面的黏液，破坏肠黏膜屏障，使 TNBS 与肠组织蛋白结合形成完全抗原，导致发生针对肠黏膜的免疫反应。在大鼠溃疡性结肠炎症反应中，肿瘤坏死因子-α（TNF-α）等多种细胞因子直接参与肠黏膜炎症的形成和发展。炎症时结肠黏膜上皮细胞及结肠固有层单核炎性细胞大量表达环氧化酶-2（COX-2），并且在炎症活动期结肠固有层和肌间神经丛中 COX-2mRNA 表达水平明显高于非活动区。在炎症反应中，存在于细胞质和细胞核的 Galectin-3 有强大的促炎作用，主要通过促进炎性细胞活性，抑制免疫细胞凋亡，促进炎症反应；在细胞核高表达的 Galectin-3 促进细胞增殖，加速细胞的损伤修复。

【材料】

动物：SD 大鼠。

器材：灌肠器等。

药品及试剂：TNBS 等。

【方法】 大鼠禁食 24h，正常饮水，乙醚轻度麻醉后，用直径为 2mm 的硅胶管从肛门插入肠道 8cm，按每千克大鼠体重 125mg 注入 50mg/ml TNBS 的 40%乙醇水混合溶液，夹闭肛门 1min 后放回笼内正常饲养。每日给药 1 次，时间固定，持续给药 10 日。每日记录大鼠体重，观察大鼠生理变化情况。

【说明】 ①灌肠用的 2mm 软管不宜太软或太硬，硅胶管较适合。②实验动物体重越相近越好，平均体重最好在 200g。灌肠后倒挂大鼠 1min，防止倒流，以提高造模成功率。TNBS 大鼠溃疡性结肠炎模型简单易制作，溃疡形成快，重现性好，可进行多指标的观察。

7. 对免疫系统的影响

大鼠被动皮肤过敏反应（PCA）模型

【原理】 将含 IgE 类抗体的血清注射到正常动物的皮内，IgE 的 Fc 端与皮肤的肥大细胞表面的特异性受体相结合，形成 IgE 复合物，使肥大细胞致敏。抗原攻击时，抗原与肥大细胞表面上 IgE 的 Fc 端结合，导致 IgE 分二构型的改变，引起肥大细胞脱颗粒，继而释放化学介质（如组胺、慢反应物质等）。这些介质均能使皮肤局部血管的通透性增加，引起渗出和水肿等炎性反应。

【材料】

动物：大鼠。

器材：注射器、具塞磨口试管、离心机、手术剪等。

药品及试剂：实验药物[临用时以 0.5%羧甲基纤维素（CMC）配为所需浓度]、伊文思蓝、丙酮、硫酸钠、丙酮硫酸钠液、天花粉蛋白、氢氧化铝凝胶等。

【方法】 用氢氧化铝凝胶配制天花粉蛋白悬液（5mg/ml）。大鼠 6 只，分别于四肢足跖皮下注射上述天花粉蛋白、氢氧化铝凝胶液各 0.1ml 致敏。

大鼠 10 只雄雌各半，分别用乙醚浅麻醉，背部去毛，将上述大鼠的混合天花粉血清用生理盐水稀释为 1∶10、1∶20，分别于大鼠背部脊柱两侧去毛皮肤皮下注射不同稀释度的血清 0.1ml/点以被动致敏，制成大鼠 PCA 模型。

（二）药理研究

1. 抗菌作用

（1）对大肠杆菌致小鼠死亡的保护作用

【材料】

动物及细菌：小鼠、大肠杆菌菌液。

器材：1ml 注射器、电子天平、酶联分析仪等。

【方法】 取小鼠按随机数字表法分为 4 组，每组 10 只，雌雄各半。分为对照组和实验药物组，确认小鼠编号和分组，实验药物组分别给予不同浓度的实验药物和大肠杆菌，对照组给予同等剂量的生理盐水。将小鼠放回笼内，给予食物及饮水，观察 7 日内小鼠的一般情况、死亡率及死亡时间。医学统计学分析结果见表 4-16。

表 4-16　对活菌攻击小鼠的保护作用

组别	剂量（mg/kg）	死亡数（只）	死亡率（%）
对照组			
实验药物 1 组			
实验药物 2 组			
实验药物 3 组			

（2）对大肠杆菌腹膜炎家兔腹腔液、血液细菌培养及炎症部位病理形态的影响

【材料】

动物及细菌：家兔、大肠杆菌菌液。

器材：灭菌试管、试管架、三角烧瓶、培养皿、注射器、体重秤、电热恒温箱、生物显微镜等。

药品及试剂：生理盐水、灭菌牛肉膏汤培养基等。

【方法】 取家兔 20 只，按体重和性别随机分为实验药物组与对照组。实验药物组在动物感染前 3 日由耳缘静脉注射实验药物，每日 2 次，连续 7 日，对照组静脉注射等容积的生理盐水。用大肠杆菌感染家兔，在家兔腹腔感染 48h、72h 后两组各取 4 只动物抽样剖检，余下动物每日观察数次。实验治疗结束后全部动物剖检，肉眼观察腹腔有无渗出液及渗出液的性质与量，并注意观察心、肝、肺、肾、脾、肠管、腹壁变化，然后取材置 10% 甲醛溶液中固定，石蜡包埋，切片，苏木精伊红染色后进行显微镜下观察。

实验指标除测量体重、体温和白细胞计数外，检测腹腔液细菌数。前述两组各 4 只动物抽检直接取样，剩余动物在第 4～7 日经无菌穿刺各取腹腔液 0.01ml，加 0.99ml 生理盐水，振荡后再取出 0.05ml 接种于琼脂平皿中，次日计数菌落（菌落×2000=腹腔液 1ml 的菌数）。血液培养采用常规培养法，第 2～3 日由剖检组心脏采血，第 4～7 日给药组、对照组心脏采血各 2ml，标本取出后立刻接种于培养液内，置 37℃孵箱中，每天观察有无细菌生长，注意培养液是否浑浊，连续观察 10 日，疑有线菌生长，再经琼脂平板划线鉴定，以观察细节扩散程度及败血症形成时间。实验结果记录见表 4-17、表 4-18。

表 4-17 腹腔液细菌计数及血液细菌培养结果

标本日期	实验药物组		对照组	
	腹腔液细菌计数	血液细菌培养	腹腔液细菌计数	血液细菌培养
实验前				
第 2 日				
第 3 日				
实验后				
第 4 日				
第 5 日				
第 6 日				
第 7 日				

表 4-18 对家兔急性化脓性腹膜炎形成主要病理变化的影响

病理变化	对照组	实验药物组
腹腔小脓肿		
腹壁脓肿		
肠管浆膜面渗出液		
肠管浆膜面散在性小脓肿		
肠管浆膜游离性脓肿		

续表

病理变化	对照组	实验药物组
肠壁出血坏死		
肝表面脓性渗出物		
肝被膜下小脓肿		

2. 抗病毒作用

对实验性家兔单纯疱疹病毒性角膜炎角膜病变和病毒分离率的影响

【材料】

动物：感染单纯疱疹病毒性角膜炎的家兔（雄性，1.5～2.0kg）。

器材：普通光学显微镜、显微镜灯、裂隙灯、普通天平、弯剪、弯镊、兔笼、玻璃量筒、单层细胞培养管、玻璃试剂瓶、玻璃漏斗、定量玻璃瓶/滴管、定量移液管、塑料吸头、手电筒等。

药品及试剂：抗生素（青霉素、链霉素、卡那霉素、两性霉素）、荧光素、生理盐水等。

【方法】　取感染单纯疱疹病毒性角膜炎家兔，分为实验药物组和病毒对照组。取20mg/ml实验药物100μl滴入家兔下眼睑内，每日4次。

隔日1次用含倍量常用抗生素维持液的浸湿棉拭子取角膜黏取物，经4℃作用4h后病毒分离，观察病毒转阴天数。隔日用荧光素染色角膜一次，观察病灶部位着色情况。

药效判定：下列三项指标之二者阳性判断药物为有效。一是角膜荧光素染色不着色；二是单层细胞培养管不出现细胞病变；三是电镜下，角膜内未找到单纯疱疹病毒。给药后若荧光素染色/细胞病变阴性或电子显微镜未查见病毒的时间越短，药物抗病毒作用越强。观察治疗后荧光素染色角膜块状病灶的变化，记录病毒分离率开始转阴时间。

3. 抗细菌毒素作用

对脓毒症小鼠生存率的影响

【材料】

动物：脓毒症小鼠。

器材：1ml注射器、电子天平等。

【方法】　取感染脓毒症小鼠40只，按随机数字表法分成4组，每组10只。实验药物低、中、高剂量组分别给予不同浓度的实验药物，对照组给予同等容积的生理盐水。给药0.5h后立即尾静脉注射LPS 10mg/kg。将小鼠放回笼内，给予食物及饮水，观察并记录给药后7日内的一般情况、死亡情况，计算死亡率。

观察并记录实验药物低、中、高剂量组和对照组动物死亡时间及死亡高峰，分析结果记录见表4-19。

表4-19　实验药物对脓毒症小鼠死亡率的影响

组别	剂量（mg/kg）	存活动物数（只）									死亡率
		0h	4h	6h	12h	24h	36h	48h	72h	7日	（%）
对照组											
实验药物低剂量组											

续表

组别	剂量（mg/kg）	存活动物数（只）									死亡率
		0h	4h	6h	12h	24h	36h	48h	72h	7日	（%）
实验药物中剂量组											
实验药物高剂量组											

4. 抗衣原体和寄生虫作用

对小鼠阴道毛滴虫存活率的影响

【材料】

动物及虫株：小鼠，雌性。阴道毛滴虫实验虫株。

器材：手术剪、眼科镊、灭菌试管、灌胃针头、注射器、烧杯、天平、无菌吸管、高压灭菌器等。

【方法】 取雌性小鼠 80 只，随机分为对照组、模型组、洁尔阴组、实验药物组，每组 20 只。除对照组外，其余三组动物每只阴道深部接种阴道毛滴虫悬液 0.1ml，每日 1 次，以高倍镜下能看到有波动膜和活动的阴道毛滴虫为感染阳性，然后开始给药。模型组、对照组动物每日阴道内注射生理盐水 0.05ml，洁尔阴组动物阴道内注入洁尔阴药液 0.05ml，实验药物组动物阴道内注入实验药物 0.05ml，药物注入后立即用小棉球封堵阴道口，以防止药液溢出，每日 2 次，连续 3 日。末次给药后 24h 取阴道冲洗液涂片镜检，低倍镜下分别记录活虫数，并计算虫体存活率（=活虫数/总虫数×100%），进行数据统计分析。镜检阳性鼠给药 3 天，再镜检。分析结果见表 4-20。

表 4-20 对小鼠阴道毛滴虫存活率的影响

组别	动物数（只）	治疗第 4 日阴道分泌物涂片镜检虫体数	虫体存活率（%）
对照组			
模型组			
洁尔阴组			
实验药物组			

5. 解热作用

对大鼠发热的解热作用

【材料】

动物：发热大鼠，体重 180～220g。

器材：电子体温计、6 号针头等。

【方法】 将发热大鼠按体温均衡随机分为对照组（纯净水 10ml/kg），阿司匹林组（150mg/kg），实验药物高、低剂量组。各组灌胃给药，给药前的体温为发热体温。观察并记录各组给药后 0.5h、1h、2h、4h、6h 发热大鼠肛门体温，分析结果见表 4-21。

表 4-21　对发热大鼠体温的影响

组别	剂量	发热体温（℃）	给药后不同时间的体温（℃）				
			0.5h	1h	2h	4h	6h
对照组							
阿司匹林组							
实验药物小剂量组							
实验药物大剂量组							

6. 抗炎作用

对小鼠皮肤毛细血管通透性亢进的影响

【材料】

动物：小鼠。

器材：0.25ml 白色内芯注射器、4 号针头、分光光度计等。

药品及试剂：0.5%伊文思蓝生理盐水溶液、二甲苯、丙酮、硫酸钠等。

【方法】　将小鼠随机分组为实验药物高、低剂量组和对照组，分别于背部皮下注射不同剂量的实验药物或生理盐水，1h 后于尾静脉注入 0.5%伊文思蓝生理盐水溶液 0.1ml/10g 体重，随即于小鼠腹部正中去毛部位滴二甲苯 0.03ml/只，20min 后小鼠脱颈椎致死，剥下腹部皮肤，翻转后贴于白色搪瓷盘上，根据各蓝斑色泽深浅将其分为 7～10 个级别，一个级别记 1 分，评定蓝斑深浅后，每块蓝斑皮肤用手术剪剪碎，投入有塞玻璃试管内，倒入丙酮-硫酸钠提取液 10ml，置暗处放置，每日轻轻摇动该试管 2～3 次，3 日后于 2000r/min 速度下离心 10min，取上清液于 590nm 处比色测定吸光度，以未浸泡皮肤之丙酮-硫酸钠液校零，计算蓝斑染料量。记录并分析结果。实验结果记录见表 4-22。

表 4-22　对小鼠皮肤血管通透性的影响

组别	剂量	蓝斑色深浅（级）	蓝斑染料量（μg）
对照组			
实验药物小剂量组			
实验药物大剂量组			

7. 对免疫系统的影响

对被动皮肤过敏反应大鼠的影响

【材料】

动物：大鼠。

器材：注射器、具塞磨口试管离心机、手术剪、游标卡尺、分光光度计等。

药品及试剂：实验药物（临用时以 0.5%CMC 液配为所需浓度）、伊文思蓝、丙酮、硫酸钠、丙酮-硫酸钠液、天花粉蛋白、氢氧化铝凝胶等。

【方法】　取大鼠 60 只，体重 180～220g，随机分为对照组、模型组、地塞米松组、实验药物组，分别给予 1ml/100g 药液或 CMC 液，每日 1 次，连续 5 日。于用天花粉抗血清被动致敏前 3 日开始给药，每日 1 次，连续 3 日，末次用药后 1h，大鼠用天花粉蛋白溶液被动致敏，继续给实验药物 48h 后各大鼠尾静脉注射含天花粉蛋白 1mg/ml 的 0.5%伊文思蓝生理盐水进行攻击，20min 后处死大鼠，翻转皮肤，测量蓝斑横径，并将各大鼠皮肤蓝染部位剪下，用利剪剪碎，置盛有丙酮-硫酸钠液 10ml 的具塞刻度试管内，不时摇动，48h 后取丙酮-硫酸钠液离心，上清液于 590nm 处比色。分析结果见表 4-23。

表 4-23　对大鼠 PCA 的影响

组别	剂量	蓝斑横径（mm）	吸光度（A）
对照组			
模型组			
地塞米松组			
实验药物组			

【说明】 ①能抑制抗体生成或抗原-抗体反应，稳定肥大细胞膜或具有直接的介质拮抗作用的药物，均可抑制 PCA 反应。②药物对不同动物 PCA 反应的影响可有不同，抗组胺药对各种动物 PCA 反应均有抑制作用，说明各种动物 PCA 反应时均有组胺释放。但色苷酸钠可抑制大鼠的 PCA 反应，而对小鼠及兔 PCA 反应则无影响。故用本法来研究一个药物的抗变态反应作用时，最好不要仅做一种动物的 PCA 反应。③蓝斑测定法：可比较蓝斑横径、蓝斑大小及蓝染深度，也可用溶媒提取染料后比色测定。一般而言，为准确起见，比色测定为最佳。还可测定蓝斑面积。上述方法中以比色测定法更为准确，其法为将蓝色斑皮剪下，剪碎，加入丙酮-硫酸钠（7∶3）混合溶液 5～6ml 中，浸泡，次日各测定管定容后离心或用一号垂熔玻璃漏斗滤过，在波长 610nm 处测吸光度。亦可将剪碎的皮片加浓盐酸 1～2ml，30min 后以玻棒搅动使组织溶解，加 5%磷钨酸-无水乙醇 5～6ml，混匀，离心并滤过，在波长 610nm 处测吸光度。

（三）实例分析

1. 抗菌作用

抗病毒胶囊对小鼠致死性金黄色葡萄球菌感染的保护作用

【材料】

动物：小鼠。

药品及试剂：抗病毒胶囊、阿莫西林胶囊、金黄色葡萄球菌、生理盐水等。

【方法】 取小鼠 120 只，雌雄各半，体重（20±2）g，随机均分为空白对照组，阿莫西林组，抗病毒胶囊低、中、高剂量组共 5 组，分别灌胃给药，灌胃量 20ml/kg，空白对照组灌胃等量生理盐水，每日 1 次，连续 3 日，于末次给药后 40min 以 10 亿/ml 的金黄色葡萄球菌菌液给小鼠腹腔注射（0.5ml/只）。分别于感染细菌 6h、24h 观察小鼠死亡率，经 χ^2 检验。

【结果】 与空白对照组相比，抗病毒胶囊中、高剂量组小鼠死亡率均显著降低，结果见表 4-24。

表 4-24　抗病毒胶囊对小鼠死亡率的影响

组别	剂量（g/kg）	鼠数（只）	6h 死亡只数（死亡率，%）	24h 累计死亡只数（死亡率，%）
空白对照组	生理盐水	24	18（75）	22（92）
阿莫西林组	0.5	24	8（33）2)	13（54）2)
抗病毒胶囊低剂量组	0.5	24	14（58）	18（75）
抗病毒胶囊中剂量组	1.0	24	10（42）1)	15（63）1)
抗病毒胶囊高剂量组	2.0	24	11（46）1)	16（67）1)

注：与空白对照组比较，1) $P<0.05$，2) $P<0.01$。

【说明】 一定浓度抗病毒胶囊体外对肺炎链球菌、金黄色葡萄球菌有抑制作用，体外对肺炎克雷伯菌、铜绿假单胞菌未见抑制作用。

2. 抗炎作用

除脓清窦颗粒对腹腔注射冰醋酸所致小鼠腹腔毛细血管通透性增高的抑制作用

【材料】

动物：昆明种小鼠。

器材：注射器、滴管、剪刀、离心机等。

药品及试剂：除脓清窦颗粒、鼻炎康片、0.5%伊文思蓝生理盐水溶液、0.6%冰醋酸等。

【方法】 取小鼠 40 只，体重（20±2）g，雌雄各半，随机分为 4 组，每组 10 只。分别灌胃除脓清窦颗粒高、低剂量混悬液，鼻炎康片阳性对照药，以及等容积（0.2ml/10g）生理盐水，每日 1 次，共 3 日。末次给药后 1h，腹腔注射 0.6%冰醋酸 0.1ml/10g 体重。末次给药后 1h 各组小鼠均尾静脉注射 0.5%伊文思蓝生理盐水溶液 0.1ml/10g，随后腹腔注射 0.6%冰醋酸 0.2ml/只。20min 后脱颈椎处死，剪开腹部皮肤、肌肉，用 6ml 生理盐水分数次洗涤腹腔，以吸管吸出洗涤液，合并后加入生理盐水至 10ml，于 3000r/min 速度下离心 15min，取上清液于分光光度计 590nm 处比色测定，计算每只小鼠腹腔中渗入之染料量。

已知阳性对照药及其选择依据：鼻炎康片具有清热解毒、宣肺通窍、消肿止痛之功，用于急慢性鼻炎、过敏性鼻炎，与除脓清窦颗粒功能主治相近，故作为阳性对照药。

【结果】 除脓清窦颗粒能明显抑制冰醋酸所致的腹腔毛细血管的渗出，且较鼻炎康对照组作用显著，结果见表 4-25。

表 4-25　对小鼠腹腔内透入染料量的影响（$\bar{x}\pm s$）

组别	n	剂量（g/kg）	染料量（μg/只）	抑制率（%）
空白对照组	10	/	0.58±0.22	—
鼻炎康阳性对照组	10	1.2	0.43±0.15	25.9
除脓清窦颗粒低剂量组	10	1.2	0.30±0.01¹⁾	48.3
除脓清窦颗粒高剂量组	10	2.4	0.29±0.11²⁾³⁾	50.0

注：与空白对照组比较，1）$t'=3.6664>t'0.01=3.2500$，$P<0.01$；2）$t=3.7284$，$P<0.01$。与鼻炎康阳性对照组比较，3）$t=2.2804$、2.3801，$P<0.05$。

3. 对免疫功能的影响

抗病毒胶囊对环磷酰胺所致小鼠体液免疫功能低下的影响

【材料】

动物：小鼠。

药品及试剂：抗病毒胶囊、生理盐水、环磷酰胺、羊红细胞（SRBC）等。

【方法】 取小鼠，雄性，体重（20±2）g，随机分为空白对照组，模型对照组，抗病毒胶囊低、中、高剂量组和香菇菌多糖片组，每组 10 只。灌胃给药，每日 1 次，连续 5 日，模型对照组，抗病毒胶囊低、中、高剂量组和香菇菌多糖片组灌胃等量生理盐水。于给药第 1、2、3 日皮下注射环磷酰胺 20mg/kg，第 2 日灌胃羊红细胞（SRBC），末次给药后 40min 眼眶取血，分离血清，进行溶血素测定，以样品吸光度值与羊红细胞半数溶血吸光度值的比值乘以稀释倍数计算得半数溶血吸光度值（HC_{50}）。

【结果】 环磷酰胺模型对照组半数溶血吸光度值（98±73）显著低于空白对照组（158±91）（$P<0.05$）。抗病毒胶囊中、高剂量组半数溶血吸光度值（146±133、142±145）显著高于环磷酰胺模型对照组（98±73）（$P<0.05$）。表明抗病毒胶囊能明显提高环磷酰胺抑制小鼠体液免疫功能的作用、增加免疫抑制小鼠溶血素抗体生成。

三、祛 风 湿 药

凡以祛除风湿、解除痹痛为主要作用的药物称为祛风湿药，临床用于治疗风、寒、湿等外邪乘虚而入，阻闭了肌表经络而致气血运行不畅，引起肌肉、筋骨、关节等部位酸、麻、胀、痛、屈伸不利等证。中医理论认为痹证可因机体正气不足时，风、寒、湿等外邪痹阻经络，血气运行不畅，久而成痹。祛风湿药根据其药性和功效的不同，分为祛风寒湿药、祛风湿热药、祛风湿强筋骨药三类。现代研究证明，祛风湿药一般具有不同程度的抗炎、镇痛及镇静、调节机体免疫功能等作用。现代医学认为，其临床特征类似于风湿热、风湿性关节炎、RA、强直性脊柱炎、慢性纤维组织炎及多种结缔组织疾病、自身免疫性疾病、骨与骨关节病及软组织疾病等。祛风湿药多含有生物碱、挥发油、苷类、糖类等，有抗菌消炎、镇痛、调节机体免疫功能等作用。对动物实验性关节炎有明显的消肿作用。

1. 抗炎作用

祛风湿药对炎症不同病理模型及不同阶段（急、慢性炎症）都有抑制作用。如秦艽（秦艽碱甲）可抑制甲醛、蛋清、角叉菜胶所致大鼠关节肿胀，主要通过兴奋垂体-肾上腺皮质功能发挥抗炎作用。青风藤（青藤碱）对由注射减毒结核杆菌菌液造成的大鼠佐剂性关节炎、注射甲基化小牛血清蛋白造成的大鼠抗原性关节炎均具有明显改善作用，使关节炎指数及关节肿胀程度明显下降，明显减轻关节破坏程度和抑制新骨形成。

2. 镇痛作用

秦艽、青风藤、独活、粉防已、五加皮等都有一定镇痛作用，能提高动物对热刺激、电刺激、化学刺激所致疼痛反应的阈值，也可减少小鼠乙酸所致的扭体反应次数。青风藤碱镇痛作用部位在中枢，结构与吗啡相似，镇痛作用强度与吗啡比较为 1∶25～1∶10，但无成瘾性。粉防己总碱的镇痛效力为吗啡的 1/8。

3. 免疫抑制或调节作用

雷公藤、五加皮、独活、豨莶草、青风藤对机体免疫功能有明显抑制作用。本类药中少部分成分对免疫功能有促进作用，如细柱五加总皂苷和多糖可提高小鼠网状内皮系统的吞噬功能和小鼠血清抗体滴度。

（一）动物模型

1. 抗炎试验

（1）组胺致动物（大鼠）毛细血管通透性增高模型

【原理】 组胺可诱发急性炎症反应（使血浆蛋白透入血管外组织速率加快，即毛细血管通透性增加），此时，静脉注入伊文思蓝，在致炎部位出现蓝染区，根据蓝染区面积或蓝染区皮片的丙酮生理盐水浸出液的颜色（吸收度值）来反映炎症的程度。

【材料】

动物：大鼠。

器材：注射器、透明尺、刻度试管、恒温培养箱、离心机、721 型分光光度计等。

药品及试剂：组胺、伊文思蓝等。

【方法】 取大鼠 20 只，随机分为 2 组。将大鼠背部毛除净。每只鼠背部皮下注入 200μg 组胺（1mg/ml），以磷酸盐缓冲盐水（pH 7.4）配成混悬液，立即尾静脉注射 1%伊文思蓝 0.4m/100g，20min 后断头处死大鼠，剥皮测着色皮斑面积。

（2）佐剂性关节炎动物（大鼠）模型

【原理】 逆转录-聚合酶链反应（RT-PCR）是将 RNA 的反转录（RT）和 DNA 的聚合酶链式扩增相结合的技术。提取组织或细胞中的总 RNA，以其中的 mRNA 作为模板，采用 Oligo（4T）或随机引物利用逆转录酶反转录成 cDNA。再以 cDNA 为模板进行 PCR 扩增，测定 PCR 产物的数量，可以推测样品中特异 mRNA 的相对数量。

【材料】

动物：大鼠，体重 160～180g，雄性。

器材：高压灭菌锅、大鼠灌胃器、手术器械、组织匀浆器、EP 管、台式高速离心机、电热恒温水浴、微量进样器、紫外分光光度计、紫外分析仪、Hema480PCR 扩增仪、稳压稳流定时电泳仪、凝胶图像分析管理系统等。

药品及试剂：卡介苗、液状石蜡、乙醇等。

【方法】 将卡介苗 80℃ 1h 灭活，以高压灭菌的液状石蜡配成 10mg/ml 的乳剂，充分研磨混匀即得弗氏完全佐剂（FCA），于每鼠左后足趾皮下注射 FCA0.1ml 致炎。

2. 镇痛试验

青霉素 G 钾致动物（大鼠）三叉神经痛模型

【原理】 三叉神经痛的病因、病理及发病机制，迄今仍无肯定的结论。中医古籍中无三叉神经痛的病名，对本病的认识和治疗散见于“偏头痛”“头痛”“面痛”“头风”等篇目。用中医中药治疗三叉神经痛，取得了较好的疗效，且无明显不良反应。三叉神经脊束核侧部是头部痛觉的低级中枢所在，在该部位注射青霉素钾，能引起大鼠三叉神经痛样反应。如大鼠发生尖叫、甩头或左后肢快速抓同侧面部等。三项反应可同时发生，或只发生两项或一项。

【材料】

动物：大鼠（体重200～300g）。

器材：手术台、秒表微量进样器（0.005ml）等。

药品及试剂：乙醚、氨基甲酰环氮己三烯（痛可宁-荷包牡丹碱，10mg/ml）、青霉素G钾等。

【方法】 大鼠30只，雌雄均可，乙醚麻醉，腹位固定，头颈部剪毛，切开皮肤，分离肌肉，暴露枕骨及第一颈椎间的硬脑膜，以微量进样器取新配制的青霉素G钾3μl，在大鼠的脑门左下1～2mm，第一颈椎棘突左上方约1mm处，相当于三叉神经脊束核尾侧部缓慢注入，缝合切口，置笼内观察。以大鼠尖叫、甩头及左后肢快速抓同侧面部的次数之和为总发作次数。以注药完毕到出现第一次反应的时间为潜伏期，以持续3min无此反应为终止；自发反应终止后，以玻璃棒轻触左侧面部，能引起上述反应者，为诱发反应阳性。

【说明】 ①制备三叉神经痛模型时，进针部位必须准确，在第一颈椎棘突左上方约1mm处进针，针尖微向左下，待有落空感时即停止进针，否则不产生三叉神经痛样反应或引起大鼠死亡。②青霉素G钾需新鲜配制，3000μg/kg，浓度不同，体积相同，均为3μl/只。③麻醉深浅尽量一致，否则潜伏期长短不一。④用单盲法进行，避免人为误差。本方法重现性好，动物反应指标明确，操作熟练后，模型成功率达90%以上。

3. 免疫抑制试验

胶原诱导性动物（小鼠）关节炎模型

【原理】 胶原蛋白（collagen）是细胞外间质成分，分为Ⅰ型、Ⅱ型和Ⅲ型。Ⅰ型和Ⅲ型胶原存在于皮肤和一些器官的间质中，而Ⅱ型胶原大量存在于关节软骨中。用异源性Ⅱ型胶原免疫动物，可诱导体内产生针对关节软骨中的Ⅱ型胶原的自身免疫反应，建立胶原诱导性关节炎模型。

【材料】

动物：小鼠。

药品及试剂：异源性Ⅱ型胶原、乙酸等。

【方法】 将异源性Ⅱ型胶原溶于0.1mol/L乙酸中，配成2g/L的溶液，在4℃下搅拌使之充分溶解，置4℃冰箱中过夜，再将Ⅱ型胶原与不完全氧化佐剂（IFA）两者等体积混合、乳化，制成CⅡ乳剂（即每毫升含1mgCⅡ和1mg卡介苗），将该乳剂于每只小鼠的尾根部皮下注射0.1ml致炎，第20天腹腔注射该乳剂0.1m作为激发注射。免疫诱导后，观察动物的反应、关节肿胀情况，组织病理学改变及淋巴细胞亚群的改变。

【说明】　本模型可用于 RA 的发病机制的研究、自身免疫病理调节、细胞因子作用的研究及 RA 药物的药效学研究。本模型的诱导与动物品系有关，异种Ⅱ型胶原在 DA、BB、DR 和 LEW 大鼠中具有高诱导发生率而 BM 或 F344 大鼠则敏感性较差。

4. RA 中医寒湿痹证动物（大鼠）模型

【原理】　目前有关痹证模型的制作思路大多是采用西医的 RA 疾病模型（主要是胶原诱导性关节炎）作基础，给予符合中医病因病机理论的复合因素作证型造模手段，从而制作出 RA 中医证型模型。中医认为痹证的病因是在肝肾亏虚的基础上，风寒湿邪或风湿热邪入侵，闭阻经络所致。因此，寒痹（寒湿痹）采用人工风寒湿环境或联合葡萄球菌肠毒素 B（SEB，作为超抗原激活免疫反应），热痹（湿热痹）则采用人工风湿热环境加 SEB 刺激，久痹（肾虚痹证）则采用切除卵巢去势（造成肾虚）作为证型造模手段。

【材料】

动物：Wistar 大鼠，雄性，4 周。

器材：注射器等。

药品及试剂：PBS 液（磷酸盐缓冲溶液）、SEB（金黄色葡萄球菌分泌的肠毒素 B）、羧甲基纤维等。

【方法】　将 SEB 用 0.1mol/L 的 PBS 液溶解（1mg/5ml，pH 7.2），再加入羧甲基纤维 1g，充分混匀成糊状。实验开始第 1 天及第 7 天给予大鼠背部及尾部皮下多点注射乳化的Ⅱ型胶原 0.5mg 及 0.2mg，免疫大鼠，用以制作胶原诱导性关节炎基础模型。同时于第 1～9 天采用人工风寒湿环境加 SEB 外涂诱导风寒湿痹证型，方法为每天给予人工风寒湿刺激 1 次，每次持续约 1h，刺激条件为：风速 18m/s，相对湿度为 100%，温度为 7～10℃，共刺激 9 天。其中第 7～9 天，大鼠双后肢踝关节以下均匀涂抹纤维素，单侧 30μl（含 SEB5μg），每只鼠涂抹 SEB10μg，涂抹后进行风寒湿刺激。检测方法：大体检测，从第 10 天开始，连续测量关节炎症积分、双后肢足趾表面温度及足爪容积。还可以于第 30 天进行后肢 X 线照相放射性核素 Te-MDPECT 炎症显像。

【说明】　与单纯风寒湿刺激胶原诱导性关节炎模型比较，本模型的关节炎症积分、关节滑膜的炎症细胞浸润程度和软骨侵蚀程度均加重，而关节表面温度却降低。血清类风湿因子水平显著升高，而三碘甲状腺原氨酸（T_3）含量却降低。

既往多认为中医风寒湿或风湿热邪单纯指气候条件，而本模型证实单纯的人工风寒湿气候条件并不能加重大鼠的关节炎症，只有当风寒湿气候条件与外界感染源或感染源的代谢产物（如 SEB）同时作用时才能加重关节炎症。

胶原诱导性关节炎的发病与大鼠的品系遗传背景有关，同时低温环境会明显刺激雌性鼠的血清雌二醇分泌并抑制炎症，故雌性大鼠不适宜用于风寒湿痹造模。风寒湿痹证型的判断不能完全依靠造模的人工气候手段，炎症关节的表面温度是重要指标。但关节急性炎症状态时其表面温度仍然较正常关节高，风寒湿痹模型鼠只是比单纯胶原诱导性关节炎模型鼠的关节表面温度低而炎症程度却相当，还需要更好的证型判断指标。本模型可用于中医痹证病因病机研究、针对 RA 寒湿痹证型的方药药理药效学研究。

5. 风寒湿痹证动物（家兔）模型

【材料】

动物：家兔。

药品及试剂：0.1mol/L 冰醋酸等。

【方法】 用 0.1mol/L 冰醋酸溶解Ⅱ型胶原（2mg/ml，4℃过夜），再与相同体积弗氏完全佐剂混合，并加入卡介苗（3mg/ml），在冰浴中充分研磨、乳化，在每只家兔的双后肢膝关节髌骨下方、髌韧带旁部位注射制备好的胶原溶液 500μg 于双膝关节腔内，并 7 天后再次注射胶原 200μg 作加强免疫。第 7～9 天，每只家兔膝关节周围及膝关节下部均匀涂抹纤维素各 30μl（含 SEB 5μg），涂抹后再给予风寒湿刺激（刺激条件：风速 18m/s，相对湿度 100%，温度 7～10℃），每天刺激 1 次，每次持续 1h，共刺激 9 天。造模开始后观察每组家兔的一般情况，每隔 24h 观察 1 次，直至造模成功。

（二）药理研究

1. 抗炎作用

对大鼠足跖肿胀的影响

【材料】

动物：大鼠。

器材：测容积玻璃容器、恒速蠕动泵、细塑料管、注射器（0.25ml）、计时器、秒表、计算器等。

药品及试剂：布洛芬赖氨酸盐、注射用生理盐水等。

【方法】 取雄性大鼠 32 只（160±12.5）g，称重，按体重随机均分四组，分别为试验药物高、低剂量组，布洛芬赖氨酸盐组，生理盐水对照组，每组 8 只。测量每只鼠的足跖容积。测量正常足跖容积后，第 1、2 组大鼠分别于背部皮下注射不同剂量的实验药物，第 3 组大鼠皮下注射布洛芬赖氨酸盐 90mg/kg（布洛芬含量 55.5%）；第 4 组大鼠皮下注射生理盐水。注射药液容量皆为 0.5ml/100g。给药后 30min，分别在大鼠右后肢足跖皮下注射 1%角叉菜胶混悬液 0.1ml/只致炎。随后，每隔 1h 均按上法各测一次足跖容积，连续 6 次，记录结果，并分别按下式计算肿胀率（%）和抑制率（%）。实验结果记录见表 4-26。

$$\text{肿胀率}(\%)=\frac{\text{致炎后足跖容积}-\text{致炎前足跖容积}}{\text{致炎前足跖容积}}\times 100\%$$

$$\text{抑制率}(\%)=\frac{\text{对照组平均肿胀率}-\text{给药组平均肿胀率}}{\text{对照组平均肿胀率}}\times 100\%$$

表 4-26 对大鼠足跖肿胀率的影响

组别	剂量	致炎后不同时间肿胀率（%）					
		1h	2h	3h	4h	5h	6h
生理盐水对照组							
布洛芬赖氨酸盐组							

续表

组别	剂量	致炎后不同时间肿胀率（%）					
		1h	2h	3h	4h	5h	6h
实验药物小剂量组							
实验药物大剂量组							

【说明】 ①无论用何种方法测量足跖肿胀率，均须两人合作进行实验，以保证实验操作技术的一致性和准确性。②角叉菜胶在应用前一天，研为细粉，以注射用生理盐水配制为 1%的均匀混悬液，置 4℃冰箱备用（不宜长期保存）。给大鼠足跖皮下注射时，最好用 0.25ml 注射器，专人注射，保持剂量准确，部位一致。利用本模型还可测定药物抗炎效价。把受试药物按等比级数分为 3～4 个剂量组，设生理盐水对照组，可计算其肿胀率（%）及抑制率（%），并可计算 ED_{50}，与已知有效药物进行比较。

2. 镇痛作用

对小鼠阵痛的影响

【材料】

动物：小鼠。

器材：注射器、针头等。

药品及试剂：盐酸吗啡（1mg/ml）、生理盐水、0.5%乙酸等。

【方法】 取小鼠 60 只，随机分为 3 组：生理盐水组、盐酸吗啡组、实验药物组，均灌胃给药。给药 60min 后，各鼠均腹腔注射 0.5%乙酸 0.2ml。观察 10min 内各组出现扭体反应（腹部内凹、伸展后肢、臀部抬高）的小鼠只数，计算各药镇痛百分率。实验结果记录见表 4-27。

$$镇痛百分率(\%)=\frac{生理盐水组扭体反应鼠数-实验药物组扭体反应鼠数}{生理盐水组扭体反应鼠数}\times 100\%$$

表 4-27　对小鼠的阵痛作用

组别	剂量（g/kg）	出现扭体反应小鼠数（只）	镇痛百分率（%）
生理盐水组			
盐酸吗啡组			
实验药物组			

【说明】 ① 0.5%乙酸溶液应新鲜配制。②腹腔注射下列化学药物也可诱发小鼠扭体反应，如 0.05%酒石酸锑钾溶液 0.2ml/只；0.02%苯醌水溶液（饱和溶液）0.25ml/只；0.02%乙-苯-1, 4-苯甲酰苯醌（含有 5%酒精的水溶液）0.25ml/只；缓激肽 0.25μg/只。③也可观察注射乙酸后 30min 内出现扭体反应的次数，以及出现扭体反应的平均时间。

此方法敏感，简单，便于操作，重现性较好，但有抗炎作用的药物亦能抑制扭体反应，产生假阳性。此方法仅适用于筛选非麻醉性镇痛药。本法缺乏特异性。扭体反应抑制率达 50%以上时，才认为有镇痛作用。

（三）实例分析

1. 风湿宁胶囊的镇痛消炎实验

风湿宁胶囊是由羌活、独活、血竭、延胡索等药味制成的胶囊剂，具有祛风散寒、除湿通络、活血止痛的功能，临床用于治疗 RA，强直性脊柱炎，痛风性、风湿性及骨关节炎等，疗效显著。

（1）镇痛作用

【材料】

动物：昆明种小鼠，雌雄各半，体重（20±2）g；Wistar 大鼠，雄性，体重（230±20）g，均由山西省中医药研究院实验动物室提供。

器材：7210 型分光光度计，上海分析仪器厂；BP310 型电子天平，德国；小皮尺，打孔器；等。

药品及试剂：风湿宁胶囊，山西省中医药研究院，批号 991034；痹冲剂，本溪第三制药厂，批号 980201；阿司匹林片，山西桂龙医药有限公司，批号 000401；印度墨汁，北京西中化工厂，批号 000803；冰醋酸、二甲苯等均为分析纯，北京化工厂生产；等。

【方法】 取小鼠 40 只，随机分为 4 组，即模型对照组、风湿宁胶囊Ⅰ组、风湿宁胶囊Ⅱ组、阿司匹林组，分别给予灌胃，连续给药 7 日，实验期间正常饲养，自由饮水。各组末次给药 1h 后，除模型对照组外，各组小鼠给予冰醋酸溶液 0.2ml/只。观察并记录 30min 内各组小鼠发生扭体反应（腹部内凹、躯干与后腿伸张、臀部高起）的次数。

【结果】 结果见表 4-28。

表 4-28 风湿宁胶囊对冰醋酸致痛小鼠扭体反应次数的影响（$\bar{x}\pm s$，n=10）

组别	剂量（g/kg）	扭体反应次数
模型对照组	等容量	37.1±14.6
风湿宁胶囊Ⅰ组	1.2	28.2±11.8
风湿宁胶囊Ⅱ组	2.4	28.3±12.0[1)]
阿司匹林组	0.1	9.7±7.8[2)]

注：与模型对照组比较，1) $P<0.05$，2) $P<0.001$。

（2）抗炎作用

【材料】

动物：昆明种小鼠，雌雄各半，体重（20±2）g；均由山西省中医药研究院实验动物室提供。

器材：7210 型分光光度计，上海分析仪器厂；BP310 型电子天平，德国；小皮尺，打孔器；等。

药品及试剂：风湿宁胶囊，山西省中医药研究院，批号 991034；阿司匹林片，山西桂龙医药有限公司，批号 000401；印度墨汁，北京西中化工厂，批号 000803；冰醋酸、二甲苯等均为分析纯，北京化工厂生产；等。

【方法】　取小鼠 40 只，随机分为 4 组，即模型对照组、风湿宁胶囊Ⅰ组、风湿宁胶囊Ⅱ组、阿司匹林组，按文献方法分别灌胃，连续给药 7 日，实验期间正常饲养，自由饮水。各组末次给药 1h 后，除模型对照组，各组小鼠给予冰醋酸溶液 0.2ml /只。观察并记录各组对二甲苯引起小鼠耳郭肿胀作用的影响。

【结果】　结果见表 4-29。

表 4-29　风湿宁胶囊对二甲苯引起小鼠耳郭肿胀作用的影响（$\bar{x}\pm s$，n=10）

组别	剂量（g/kg）	肿胀率（%）
模型对照组	等容量	1.07±0.33
风湿宁胶囊Ⅰ组	1.2	0.77±0.30[1)]
风湿宁胶囊Ⅱ组	2.4	0.65±0.25[2)]
阿司匹林组	0.1	0.69±0.29[2)]

注：与模型对照组比较，1) P<0.05，2) P<0.01。

（3）对免疫功能的影响

【材料】

动物：昆明种小鼠，雌雄各半，体重（20±2）g；均由山西省中医药研究院实验动物室提供。

器材：7210 型分光光度计，上海分析仪器厂；BP310 型电子天平，德国；小皮尺，打孔器；等。

药品及试剂：风湿宁胶囊，山西省中医药研究院，批号 991034；阿司匹林片，山西桂龙医药有限公司，批号 000401；印度墨汁，北京西中化工厂，批号 000803；冰醋酸、二甲苯等均为分析纯，北京化工厂生产；弗氏完全佐剂制备：卡介苗，北京生物制品研究所，批号 000117。将液状石蜡和羊毛脂（2∶1）共加热至 70℃，摇匀，高压灭菌，然后按每毫升加入卡介苗 7.5mg 研磨制成；等。

【方法】　取小鼠 30 只，随机分为 3 组，即正常对照组、风湿宁胶囊Ⅰ组、风湿宁胶囊Ⅱ组。根据文献方法，计算吞噬指数 K、吞噬活性 α，并计算脾指数、胸腺指数。

【结果】　结果见表 4-30、表 4-31。

表 4-30　风湿宁胶囊对小鼠单核巨噬细胞功能的影响（$\bar{x}\pm s$，n=10）

组别	剂量（g/kg）	吞噬指数（K）	吞噬活性（α）
正常对照组	等容量	0.0235±0.0055	5.468±1.072
风湿宁胶囊Ⅰ组	1.2	0.0227±0.0057	5.660±1.207
风湿宁胶囊Ⅱ组	2.4	0.0239±0.0029	5.938±1.114

表 4-31 风湿宁胶囊对小鼠脾指数、胸腺指数的影响（$\bar{x}\pm s$，n=10）

组别	剂量（g/kg）	脾指数	胸腺指数
正常对照组	等容量	44.46±9.68	18.88±5.29
风湿宁胶囊Ⅰ组	1.2	44.87±8.67	28.60±5.07[1)]
风湿宁胶囊Ⅱ组	2.4	45.49±8.09	32.16±5.65[2)]

注：与正常对照组比较，1) $P<0.05$，2) $P<0.001$。

【说明】 风湿宁胶囊能显著减少冰醋酸致痛小鼠扭体反应次数；显著降低二甲苯致炎小鼠耳郭肿胀；对正常小鼠单核巨噬细胞吞噬功能无明显影响，对免疫器官脾指数无影响，能显著增加免疫器官胸腺指数。风湿宁胶囊预防组及治疗组对弗氏完全佐剂致大鼠后肢踝关节肿胀有明显的抑制作用；明显降低弗氏完全佐剂致大鼠前肢肿胀率，尾部结节、耳部红斑均不如模型对照组明显。实验结果表明风湿宁胶囊具有镇痛、消炎及抗佐剂性关节炎的作用，并能提高免疫器官胸腺指数。

2. 风湿宁胶囊对 RA 兔滑膜组织病理学的影响

RA 是一种慢性自身免疫性疾病，可累及多个关节，致使关节功能受损和结构破坏。滑膜是 RA 的攻击对象，炎性细胞浸润致使滑膜细胞增生，衬里层增厚，软骨与骨组织破坏，关节间隙逐渐狭窄，关节畸形和功能丧失，肢体活动受限。如何减轻炎性细胞对滑膜组织的侵害，是治疗 RA 的关键。

风湿宁胶囊对 RA 风寒湿痹动物模型的关节保护及抗炎作用

【材料】

动物：SPF 级雄性新西兰大白兔，体重 2.5～3.0kg，由山西医科大学实验动物中心提供，单笼饲养，自由饮水，颗粒饲料喂养，适应性喂养 1 周。

器材：Philips-iU22 彩色多普勒超声诊断仪，荷兰 Philips 公司；18G 活检针，美国 BAR Dmedi-cal 公司；倒置荧光相差显微镜，奥林巴斯（中国）有限公司；数显恒温水浴锅，上海江星仪器有限公司；超低温冰箱，青岛海尔特种电器有限公司；多管架自动平衡离心机，福建省科学器材公司；等。

药品及试剂：风湿宁胶囊，批号 20110314，山西仁源堂药业有限公司；甲氨蝶呤片，批号 20140102，通化茂祥制药有限公司；鸡卵清蛋白（OVA），批号 090402；弗氏完全佐剂，批号 F0607，美国 Sigma 公司；基质金属蛋白酶-3（Matrix Met-allo Proteinases-3，MMP-3），批号 130607；基质金属蛋白酶-9（Matrix Metallo Proteinases-9，MMP-9），批号 130607；细胞环亲素 A（Cyclophilin A，CypA），批号 120807；血管内皮生长因子（vascular endothelial growth factor，VEGF）试剂盒，批号 130501，美国 USCNLIFE 公司；等。

【方法】

1）兔 RA 模型的制备：将 20mg/ml 鸡卵清蛋白溶液 50ml 与 50ml 的弗氏完全佐剂搅拌至乳化，分别在兔肩胛间区的 5 个部位皮下注射，每个部位 0.2ml，1 次/周，连续 3 周。末次注射后 1 周行关节炎诱发：腹腔麻醉后，将兔固定在手术台上，暴露双膝关节，在胫骨结节最高点与髌骨下缘连线之中点的髌韧带两侧，垂直进针约 1cm，双膝各注射 1ml 的

10mg/ml 鸡卵清蛋白乳剂（含鸡卵清蛋白 5mg）。定期观察并记录家兔四肢关节的活动、肿胀和颜色等变化，以四肢（尤其双后肢）相继出现发红肿胀为造模成功。

2）动物分组和给药：将造模成功的 RA 兔随机分为模型组，甲氨蝶呤（0.4mg/kg）阳性对照组，风湿宁胶囊低（0.40g/kg）、中（0.80g/kg）、高（1.20g/kg）剂量组，每组 20 只，另设 20 只正常兔为正常对照组。各组药物均用生理盐水定容，灌胃体积为 20ml/kg，模型组和正常对照组灌胃生理盐水，20ml/kg，1 次/日，连续 14 日。

3）指标检测

A. 一般状态：记录各组兔的体重、精神状态、背毛和活动情况。

B. 关节炎外观评估：测量致炎前后兔双侧膝关节周长，计算关节肿胀度和关节炎症积分（记录为 0～1 分，即无炎症计 0 分，轻度红肿计 0.5 分，中度以上红肿计 1 分，整个肢体出现功能障碍追加 1 分，单个肢体的最高积分为 4 分，分数越低炎症越轻，分数越高炎症越重），其中周长与肿胀度取双侧的平均值。

C. 滑膜组织病理学：第 15 天处死各组兔并取左膝关节滑膜组织，用甲醛固定、脱水、浸蜡、包埋和 HE 染色，镜下观察滑膜增生、周围组织炎性细胞浸润等病理变化。

兔滑膜组织中 MMP-3、MMP-9、CypA 和 VEGF 表达：第 15 天处死各组兔并取右膝关节滑膜组织，制备切片，严格按试剂盒要求，抗原微波修复，分别滴加一抗 MMP-3、MMP-9、CypA 和 VEGF，DBA 显色，每次染色均设阴性对照，PBS 取代一抗，其余程序相同，检测各组中 MMP-3、MMP-9、CypA 和 VEGF 的表达，每个组别选取相同断面的切片 10 张，深棕色或棕黄色为目标蛋白，通过计算机图像分析仪（IBAS2000）检测各蛋白表达，测定蛋白的光密度，取 10 张切片的平均值，即得。

4）统计学处理：将所有数据输入 SPSS13.0 软件包中，计量资料采用 $\bar{x} \pm s$ 表示，计数资料采用例数表示，组间比较采用组间方差分析或卡方检验，以 $P<0.05$ 为差异有统计学意义。

【结果】

1）风湿宁胶囊对 RA 兔一般状态的影响：正常对照组随着饲养时间的延长，精神状态较好，背毛干净而有光泽，活动如常；模型组精神萎靡，活动明显减少，双后肢注射部位出现溃疡点，多处软组织损伤，个别兔有大面积溃烂，少活动。风湿宁组精神状态一般，活动减少，双后肢注射部位出现少数溃疡点，软组织有损伤，无一例存在大面积溃烂。

2）风湿宁胶囊对 RA 兔体重、膝关节直径及表面温度和炎症积分的影响结果如表 4-32 所示，与正常对照组比较，模型组体重显著降低，膝关节直径、表面温度和炎症积分显著升高（$P<0.05$）。与模型组比较，各给药组体重显著升高，膝关节直径、表面温度和炎症积分均显著降低（$P<0.05$）。

表 4-32　风湿宁胶囊对 RA 兔体重、膝关节直径及表面温度和炎症积分的影响

组别	体重（kg）	膝关节直径（cm）	膝关节表面温度（℃）	关节炎症积分（分）
正常对照组	3.05±0.21	1.70±0.06	34.6±0.6	0.0±0.0
模型组	2.76±0.18*	2.48±0.09*	37.2±0.3*	2.7±0.2*
风湿宁胶囊低剂量组	2.89±0.19#	2.38±0.06#	36.9±0.8#	2.1±0.4#

续表

组别	体重（kg）	膝关节直径（cm）	膝关节表面温度（℃）	关节炎症积分（分）
风湿宁胶囊中剂量组	2.93±0.21#	2.18±0.08#	36.0±0.7#	1.8±0.2#
风湿宁胶囊高剂量组	3.00±0.23#	2.00±0.09#	35.4±0.5#	0.9±0.3#
甲氨蝶呤阳性对照组	3.02±0.18#	1.97±0.06#	35.0±0.4#	0.9±0.2#

注：与正常对照组比较，*$P<0.05$；与模型组比较，#$P<0.05$。

四、补　益　药

补益药是指以补益人体物质亏损、增强人体活动功能、提高抗病能力、消除虚弱证候为主要作用的药物。其临床应用十分广泛，深受历代医家重视。根据所补益虚证不同，补益药可分为补气药、补血药、气血两补药、补阴药、补阳药等。近年来，临床及现代药理研究表明补益药在治疗各类疾病（神经、内分泌、代谢、免疫、心血管、消化、血液、呼吸）及抗衰老、延年益寿等方面都有一定疗效，尤其在增强机体免疫功能、调节机体代谢、提高机体适应性方面效果更为显著。

通常补益药中具有补益药理作用的化学成分有糖、多糖及其衍生物（云芝多糖、黄芪多糖、天麻多糖、β-茯苓聚糖等），蛋白质、多肽、氨基酸类（天门冬氨酸、苏氨酸等），人参皂苷、甘草甜素、多种维生素、微量元素等。

补益药能通过促进蛋白质和核酸的合成，调节机体代谢；通过调节中枢神经系统，提高人的脑力活动，改善大脑功能；通过增强心肌收缩力，扩张血管，改善心脑血管循环；通过升高外周血白细胞，增强网状内皮系统的吞噬功能，增强非特异性免疫功能；通过提高淋巴细胞的转化率，促进细胞免疫功能；通过加速抗体的出现，提高B淋巴细胞的增殖反应，增强B淋巴细胞功能，提高体液免疫功能。

（一）动物模型

1. 免疫功能研究

他克莫司免疫抑制小鼠模型

【原理】 他克莫司（FK506）是从链霉菌属中分离出的一种发酵产物，是一种强力的新型免疫抑制剂。它与传统的免疫抑制剂环孢素A作用机制相似，但其效应更强大，毒副作用较环孢素A低。

他克莫司的免疫作用机制是通过与细胞内亲免疫素FK506结合蛋白（FKBP12）结合，形成FK506/FKBP12复合体，该复合体能抑制钙调磷酸酶活性，抑制白细胞介素2、肿瘤坏死因子α等细胞因子的分泌，从而阻止T淋巴细胞的活化和增殖，发挥免疫抑制效应。对小鼠腹腔内注射他克莫司可建立免疫抑制状态的小鼠模型。

【材料】

动物：10周龄雄性C57BL/6小鼠。

器材：天平、注射器等。

药品及试剂：他克莫司（Sigma，美国）、生理盐水、乙醇等。

【方法】　采用乙醇将他克莫司溶解至储存浓度，使用前用生理盐水稀释至注射浓度（0.1g/L）。将实验所用小鼠在适应性饲养 1 周后随机分为对照组和模型组。模型组小鼠腹腔注射他克莫司[1mg/（kg·d）]，对照组小鼠腹腔注射等剂量的生理盐水。连续注射 2 周后，检测相关指标，评估小鼠的免疫状态。

【说明】　他克莫司水溶性差，极易溶于乙醇、三氯甲烷、二甲基亚砜等有机溶剂，故在对小鼠进行腹腔注射前，应先将他克莫司采用上述溶剂进行溶解，后进行注射。

2. 抗应激作用研究

冷水刺激躯体性应激小鼠模型

【原理】　冷应激反应指在冷环境刺激的作用下，机体由正常状态转入非特异性的紧张状态。长期冷刺激可造成动物肾上腺皮质肥大、皮质激素分泌增多、胸腺及脾脏组织萎缩、脑组织缺氧及动物学习记忆功能减退。

【材料】

动物：小鼠。

器材：手术器械、液氮罐、微量电子天平、电动组织匀浆器、12.5cm×25cm（直径×高）圆柱形玻璃缸、BHF-1 型被动回避型条件反射仪等。

【方法】　将拟造模小鼠每日于（10±0.5）℃冷水中游泳 5min，单只进行，连续 7 日。于末次应激后 1h，用避暗法进行一次性电击训练，24h 后测试受冷刺激小鼠的记忆功能，以小鼠钻洞潜伏期和 5min 内钻洞次数为指标，观察受冷刺激小鼠学习记忆功能状况。第 2 日称体重后断头处死小鼠，记录断头后小鼠张口呼吸时间。另摘取胸腺及脾脏，剥离干净，分别称重，计算胸腺指数和脾指数。

【说明】　小鼠连续 7 日冷水应激，可造成学习记忆能力下降，表现为钻洞潜伏期缩短、钻洞次数增加。断头后，应激模型组小鼠喘气时间缩短，说明脑功能减退时伴有脑缺氧。小鼠的免疫器官重量有所减轻，说明连续 7 日应激刺激可造成小鼠免疫功能减退。

3. 内分泌腺系统研究

垂体-甲状腺系统-“苦寒泻下”法致脾虚大鼠模型

【原理】　大黄性味苦寒，又致泻，连续服用能伤脾胃以致脾虚（苦寒泻下法）。采用大黄水煎液给大鼠灌胃可造成脾虚证动物模型，出现纳呆、消瘦、体重下降、泄泻、四肢无力、体温偏低等脾虚证症状，为临床研究提供参考。

【材料】

动物：NIH 小鼠（SFP 级），150 只，雌雄各半。

器材：称重盘、注射器等。

药品及试剂：生大黄水煎液（取生大黄加 7 倍水浸泡 0.5h 后，煮沸 25min，滤过，滤渣再加 5 倍水煮沸 15min，合并滤液，浓缩至 100%备用）等。

【方法】 取体重18～22g NIH小鼠，以100%大黄水煎液1ml/只灌胃，每日1次，连续8日造模，造模期间可见动物出现纳呆、消瘦、体重下降、泄泻、四肢无力、体温偏低等脾虚证症状，大黄苦寒，又致泻，连续服用能伤脾胃以致脾虚。

【说明】 另可采用番泻叶的水浸液对小鼠进行灌胃，也可使其处于气虚状态。具体方法为将番泻叶放入煮沸的蒸馏水中按 1∶20 的比例进行浸泡，过滤冷却后备用。对小鼠按20ml/kg的剂量，每日2次灌服，其他方面按常规饲养进行，连续20日以上模型建立成功。

4. 糖尿病研究

糖尿病动物模型-高能饮食喂养结合STZ注射法

【原理】 糖尿病动物模型多采用诱导模型，即高能饮食喂养结合STZ注射，可较好模拟2型糖尿病的发病过程及症状表现。具体采用复制同源发病机制（如饮食诱导）结合STZ小剂量（＜50mg/kg）注射的方法。2型糖尿病发病特点主要为胰岛素抵抗及胰岛B细胞功能受损，STZ可选择性破坏动物胰岛B细胞，诱发糖尿病。该模型兼备可复制、可成模、可操作性及病理同源性等优点。

【材料】

动物：72周龄老年雄性大鼠，体重（530±30）g。

器材：注射器等。

药品及试剂：STZ、高糖高脂饲料（配方：猪油40g，胆固醇40g，胆盐20g，蛋黄粉40g，普通饲料600g，蒸馏水适量。充分搅拌后晾干，制成长为0.8cm的条状饲料）等。

【方法】 所有造模大鼠给予高糖高脂饲料喂养（实验室保持12h光照，12h避光循环饲养，给予高糖高脂饲料，自由饮水。实验室温度 20～25℃，湿度 50%～60%），持续 1 周后，禁食不禁水24h，之后大鼠腹腔注射STZ 45mg/kg，3日后检测空腹血糖，空腹血糖值≥16.7mmol/L，视为建模成功。

【说明】 建立理想的糖尿病模型是糖尿病发病机制和临床新药研发的基础，目前2型糖尿病模型主要分为自发性糖尿病模型、转基因糖尿病模型和诱发性糖尿病模型。其中自发性糖尿病模型与转基因糖尿病模型动物因价格昂贵，饲养要求高，在国内较少应用，而诱发性糖尿病模型在国内应用则较为广泛。

5. 抗肝损伤研究

（1）肝炎动物模型-鸭乙型肝炎模型

【原理】 鸭乙型肝炎病毒（DHBV）和HBV同属嗜肝DNA病毒科，其在形态结构、核酸组成、生物学特性及发病机制等方面与HBV相似，在研究HBV生命周期、病毒-宿主相互作用及药物活性筛选评价中起着重要的作用。

【材料】

动物：北京雏鸭，雌雄不拘，体重为（50±5）g。雏鸭 1～7 日龄，适宜饲养温度为30～35℃，后续温度逐渐降低至室温，适宜的相对湿度是70%，后续湿度逐渐降低至60%。

器材：离心机、注射器等。

药品及试剂：DHBV 感染阳性血清、DNA 提取试剂盒、PCR 试剂盒等。

【方法】 取 4 日龄北京雏鸭，右腿静脉注射 DHBV 强阳性病毒血清 0.2ml。分别于接种后 7 日从左脚掌静脉采血，实验室离心机分离血浆，用实时荧光定量聚合酶链反应（qPCR）法检测血浆中 DHBV-DNA 水平，符合标准即为造模成功。

【说明】 ①理想的感染 DHBV 鸭肝炎模型应具备：血清中有持续稳定的病毒血症，即 DHBV-DNA 阳性，鸭肝内应有 DHBV-DNA 和（或）DHBV-DNA 聚合酶（DNAP）。②对血清或肝脏病毒抗原、DHBV-DNA 及 DNAP 的检测多同时采用两种以上分析方法，以定性与定量方法相结合，对实验结果进行客观评价，以增加实验的可信度。③肝组织 DHBV-DNA 检测比血清检测更为可靠。

（2）脂肪肝动物模型-酒精性脂肪肝模型

【原理】 酒精性肝病（ALD），是由于长期大量饮酒所致的肝脏疾病，初期通常表现为脂肪肝。通过动物实验制造脂肪肝模型是研究脂肪肝病变的主要方法之一，饮酒和高脂饮食混合造模更接近人们日常生活中脂肪肝病变发生的情况，通过高脂饲料配合酒精灌胃来建立酒精性脂肪肝模型，可为研究酒精性脂肪肝的发病机制提供良好基础。

【材料】

动物：雌性 SD 大鼠，体重（200±20）g。

器材：离心机、冰箱、体重秤、注射器、干燥机、光学显微镜、树胶封片等。

药品及试剂：无水乙醇（以超纯水配制成实验所需的浓度）、三酰甘油（TG）、胆固醇（TC）试剂盒、低密度脂蛋白胆固醇（LDL-C）、高密度脂蛋白胆固醇（HDL-C）、谷丙转氨酶（ALT）活性测定试剂盒（分光光度法）、谷草转氨酶（AST）活性测定试剂盒、特殊高脂饲料（89.5%基础饲料+0.5%胆固醇+10%猪油）、10%水合氯醛试剂、10%甲醛溶液、石蜡、苏木精-伊红（HE）染色剂等。

【方法】 将大鼠随机分为 3 组：正常对照组（n=10）、模型组 1（n=15）、模型组 2（n=15）。单独喂养，一鼠一笼。于标准环境下适应性饲养 3 天后，模型组给予特殊高脂饲料喂养。第 1 周模型组 1 给予 30%酒精[1ml/（100g·d）]，7 天后根据大鼠体重、活动、反应情况逐步增加酒精的浓度和剂量，至第 3 周为 50%酒精[1ml/（100g·d）]。模型组 2 和正常对照组给予等体积的生理盐水灌胃。4 周末，所有动物禁食不禁水 12h 后给予 10%水合氯醛（1ml/100g）麻醉，腹主动脉取血，离心处理后保存在−80℃冰箱中使用。同时取出大鼠肝脏，称重后取肝左叶相同部位以 10%甲醛溶液固定，以备病理检查。取肝右叶相同部位，加用 9 倍生理盐水制成 10%肝匀浆。取肝右叶相同部位，加用 9 倍生理盐水制成 10%肝匀浆。其余肝脏组织保存在−80℃冰箱中或液氮中以备其他使用。

动物处死后肉眼观察肝脏的外形、大小、色泽、质地、切面情况，并记录实验结束时大鼠体重、肝脏重量，计算肝指数。肝指数=肝湿重/末次体重×100%。

各组大鼠于肝左叶同一部位取一小块肝组织，10%甲醛溶液固定，常规脱水，石蜡包埋，切成 4μm 的厚度，常规处理并用苏木精-伊红（HE）染色，晾干切片，最后用中性树胶封片。使用光学显微镜确定组织病理学结果，并且以 200 倍的最终放大倍数对切片进行拍照。光镜下观察，对脂肪变性程度进行分级、评分。低倍镜观察含脂滴细胞数与总细胞数，若含脂滴细胞数/总细胞数＞1/3 即诊断为脂肪肝；若脂滴细胞数/总细胞数为 1/3～1/2

即诊断为轻度脂肪肝；若脂滴细胞数/总细胞数为 1/2～2/3 即诊断为中度脂肪肝；若脂滴细胞数/总细胞数＞2/3 即诊断为重度脂肪肝。

血清指标测定：进行末次酒精灌胃，禁食 12h 后腹主动脉取血，用全自动生化分析仪按试剂盒说明书检测血清相关指标。肝组织匀浆后离心取上层上清液，使用全自动生化分析仪按试剂盒说明书检测指标。

【说明】 ①脂肪肝实验动物模型中，实验用鼠有先天性、转基因和化学物质诱导三种。本次实验偏向于通过化学物质诱导的动物模型，可以通过酒精刺激复制酒精性脂肪肝及高脂饮食所致的非酒精性脂肪肝，也有通过药物诱导脂肪肝，如 CCl_4 和四环素，但该法毒性大，且与临床中脂肪肝发生差异较大，较为少见，所以实验中逐渐不再使用。②酒精性脂肪肝模型制备过程中，选择酒精浓度时差异较大，低浓度则需要延长造模时间，高浓度则会导致实验用鼠死亡。③在模型评估方面：生化指标是模型发生、发展、康复过程的机体反映，是酒精性肝损伤模型是否制备成功的直接相关指标，观察 ALT、AST 含量可反映肝细胞受损伤程度，若 ALT、AST、TG 含量升高，说明肝细胞受损，出现脂肪代谢紊乱，肝由于脂肪沉积出现肿大。同时，脂肪肝以肝细胞内 TG 蓄积过多为主要病理改变。当肝细胞内脂质蓄积超过肝湿重的 5%，或组织学上每单位面积见 1/3 以上的肝细胞脂变时，称为脂肪肝。故若在肝脏组织病理检查发现有肝细胞水肿且脂滴空泡较多，说明造模成功。

6. 胃肠消化病研究

（1）慢性反流性胃炎大鼠模型

【原理】 慢性反流性胃炎是慢性胃炎的一种，以上部小肠液反流入胃，引起胃黏膜损伤为特点。模拟临床胃空肠吻合术（毕Ⅱ式），将大鼠上部小肠与前胃部吻合，3 个月后形成实验性慢性胃炎模型，主要病理改变有炎性细胞浸润、腺体增生及肠上皮化生等，与临床反流性胃炎病理变化相似。

【材料】

动物：大鼠。

器材：光学显微镜、手术器械等。

【方法】 给大鼠腹腔注射戊巴比妥钠（30～50mg/kg）麻醉，仰卧位固定，剪去腹部的毛，碘酒消毒皮肤。开腹，暴露胃和上部空肠，将前胃部与距幽门 5～6cm 的空肠固定在一起，中间留有 7～8mm 做切口，首先，将前胃部剪一 6～7mm 切口，仔细将胃腔冲洗干净，注意，切勿将胃内容物冲入腹腔，然后将小肠切开同样大小的一个口。先将胃与小肠切口的内侧间段缝合（用 0 号丝线），再将外侧缝合，封闭切口，完成吻合术，用消毒生理盐水冲洗腹腔两次，并用干净纱布吸干，分层缝合腹壁肌层和皮肤，关闭腹腔。术后禁食 1 日。术后第 3 日开始予以胃部灌注生理盐水。连续 3 个月，形成反流性食管炎模型。

【说明】 ①手术过程中应保持手术区清洁，术后创面以碘酒消毒至切口愈合良好，术后 3 日内可注射抗生素，以防感染；②胃空肠吻合后，应禁食 1 日，避免过早进食，影响伤口愈合。

（2）慢性萎缩性胃炎大鼠模型

【原理】 慢性萎缩性胃炎的诊断主要指标包括慢性炎症、腺体萎缩、肠腺化生、异型增生等，以及幽门螺杆菌感染和活动性，幽门螺杆菌可分泌尿素酶，使尿素分解产生氨，氨对胃黏膜有损伤作用，长期饮用氨水可形成胃黏膜损伤，当胃黏膜有损伤时，其黏液-碳酸氢盐屏障受损更加明显，自身免疫性损伤在部分慢性胃炎的发病中，也起重要作用。氨水复合高盐热淀粉糊（含15%氯化钠）2ml/次，每日2次及自身免疫4个月，可诱发大鼠慢性萎缩性胃炎，病变以胃窦为主，符合临床上慢性胃炎的病变以胃窦部小弯侧为重的特点。

【材料】

动物：大鼠。

器材：大鼠固定板、手术剪、手术刀、镊子、注射器、切片机、透射电镜等。

药品及试剂：弗氏完全佐剂、戊巴比妥钠等。

【方法】 取大鼠64只，10只作为常水对照组，其余大鼠分别于造模开始后第4周和第8周每日饮用0.03%氨水，另取2只正常大鼠，处死，开腹取胃，刮取胃黏膜，匀浆后与弗氏完全佐剂以1∶1配制成混悬液，给大鼠皮下注射0.1ml（常水对照组注射等量生理盐水），制造自身免疫性损伤，除饮用氨水外，每日灌胃50～60℃热糊一次，造模至12周，停止饮用氨水和热糊。

【说明】 胃黏膜匀浆与弗氏完全佐剂混悬液应充分混合均匀，且现用现配；所用氨水也要每日配制。

（3）溃疡性结肠炎模型-硫酸镁致溃疡性结肠炎大鼠模型

【原理】 三硝基苯磺酸是一种半抗原物质，与大分子组织蛋白结合后形成完全抗原，引起机体免疫反应，诱发肠炎的发生。

【材料】

动物：大鼠。

器材：高速组织匀浆仪、高速低温离心机、722型分光光度计、天平等。

药品与试剂：硫酸镁等。

【方法】 大鼠实验室常规饲养，造模前禁食24h，同时灌胃给予10%的硫酸镁溶液致泻，每只3ml，每日2次，将已禁食的大鼠以10%水合氯醛腹腔注射麻醉，用聚乙烯导管经肛门插入大鼠结肠内，头端距肛门8cm左右，注入0.9ml含30mg三硝基苯磺酸的30%乙醇溶液。空白对照组，以生理盐水替代三硝基苯磺酸乙醇溶液灌肠，让动物保持平躺，自然清醒，大鼠清醒后常规饲养5天，于第6天将大鼠按需随机分组进行饲养，18天后造模成功。

【说明】 该造模成功的关键在于三硝基苯磺酸的剂量，三硝基苯磺酸剂量过高或过低时，动物损伤过重或过轻，均不利于药物的评价，所以以100mg/kg体重为最佳剂量。另外，大鼠造模前，灌胃给予10%的硫酸镁溶液致泻，有利于结肠灌注时导管的插入。

7. 抗心律失常研究

（1）异丙肾上腺素致大鼠心律失常模型

【原理】 异丙肾上腺素对心肌细胞β受体有很强的兴奋作用，可使心肌收缩力增强，心率加快及传导加速，心排血量显著增加，对正位起搏点有显著兴奋作用，对异位起搏点也有较强的兴奋作用，易引起心动过速。动物皮下注射异丙肾上腺素后，会出现以室性期前收缩为表现的缺血性心律失常。

【材料】

动物：大鼠。

器材：灌胃针头、注射器、心电图机或生物信号采集系统等。

药品与试剂：盐酸异丙肾上腺素注射液（0.25mg/ml，使用前用生理盐水配制）、20%乌拉坦等。

【方法】 将大鼠按需分组，均于灌胃药物后1h用20%乌拉坦以0.8g/kg体重腹腔注射麻醉。固定于鼠台上，将针式电极插入大鼠皮下，连接Ⅱ导联，记录一段正常心电图后，左下肢皮下注射异丙肾上腺素4mg/kg体重，之后会出现心律失常。

【说明】 ①异丙肾上腺素注射速度不同，会影响室性心律失常的出现和持续时间，注射速度应均衡，5s内注射完毕；②异丙肾上腺素尾部静脉或舌下静脉注射，也可诱发稳定的心律失常；③注射大剂量异丙肾上腺素会导致大鼠急性心肌缺血损伤，出现J点明显下移的室性期前收缩、短阵性心动过速等心律失常，室性期前收缩首次发生时间应以此变化为判定标准。

（2）电刺激致心律失常家兔模型

【原理】 下丘脑是影响心跳节律的重要神经中枢之一，电刺激下丘脑可引起心律失常，以室性期前收缩为主，神经和精神因素被认为是产生室性心律失常和突然死亡的重要原因之一。

【材料】

动物：家兔。

器材：小动物人工呼吸机、脑立体定位仪、电动打孔器、0.7mm不锈钢同心双极电极、电子刺激器等。

药品及试剂：牙托粉、黏合剂等。

【方法】 取家兔15只，雌雄皆用，用乌拉坦和α-氯醛糖混合静脉麻醉，气管插管进行人工呼吸，兔头固定于脑立体定位仪上。将外径0.7mm不锈钢同心双极电极插入下丘脑后区，将黏合剂和牙托粉固定于颅骨上，用电子刺激器，经刺激隔离器输出，刺激强度为0.1～0.5mA，频率为50Hz，波宽1ms，持续时间为5～8s，两次刺激间隔为5min，连续记录刺激期中及期后的Ⅱ导联心电图，给药前先做2～3次对照刺激，待出现稳定的心律失常即造模成功，按需分组。

【说明】 本方法诱发的心律失常容易受动物本身的血压水平所影响，实验时应选用血压较稳定的动物进行。另外，电刺激下丘脑的左侧或右侧，心律失常的产生没有区别。

8. 学习、记忆障碍，中枢神经系统及神经递质系统研究

【原理】 动物先天对新事物有探索倾向，因此学习记忆能力完好的动物会用更多的时间探索环境中的一个新物体，而对旧物体的探索时间相对减少，物体识别法具有让动物在自由活动状态下进行学习记忆测试的特点，能更近似地模拟人类的学习行为。

【材料】

动物：APP695V7171 转基因小鼠，3 月龄购入，雌雄各半。

器材：物体识辨测试装置（按需自制，测试环境要求隔音，避光）、测试盒（以 60W 白光灯照射，使盒内无阴影处）、秒表等。

【方法】 小鼠饲养 1 个月后，按需分组。其中 4 月龄 APP695V7171 转基因阳性小鼠开始灌胃给药，每日 1 次，连续 6 个月，其余对照组及模型组给予同体积蒸馏水灌胃治疗。之后进行物体识别能力测试，第 1 天为适应期，将小鼠放于良好光线照射的测试盒中，自行适应性活动 10min。第 2 天为熟悉期，在方盒中放入两个相同的玩具，让小鼠在盒中活动 10min，记录在每个物体上的探索时间，以鼠嘴凑近物体小于 0.5cm 且鼠嘴的方向必须对着物体才计入，趴在玩具上玩不能计入。第 3 天为识别期，将另外一个玩具放入测试盒，替换其中的一个玩具，注意要依次替代玩具。测定探索每个玩具的时间总和。计算第 3 天各组小鼠的分辨指数，分辨指数=（探索新物体时间–探索旧物体时间）/（探索新物体时间+探索旧物体时间）。

【说明】 ①测试盒内光线要充足，不能留有阴暗处或裂缝；②测试物体要在实验前做小鼠喜好性筛选，筛出对其有类似探索时间的两个物体，并且足够大以引起小鼠的注意。

（二）药理研究

1. 免疫功能研究

T 淋巴细胞功能测定-对实验性重症肌无力小鼠 T 淋巴细胞表面协同刺激分子表达的影响（荧光染色法）

【材料】

动物：C57BL/6J 小鼠 30 只，6～8 周龄。

器材：手术剪、小镊子、注射器、100 目钢网、200 目尼龙网、高速电动匀浆机、超声波细胞破碎机、紫外分光光度仪、电子天平、恒温磁力搅拌器、加样器、5ml 离心管、低速离心机、高速冷冻离心机、超速离心机、流式细胞仪等。

药品及试剂：FACS 缓冲液、0.6%锥虫蓝溶液、PE-抗 CD4 和 PE-抗 CD28、PE-抗 CD4 和 PE-抗 CD152 等。

【方法】 将 30 只小鼠随机分为 3 组，即对照组、模型组和药物组。免疫的当天开始给药，药物组给予研究药物，对照组和模型组给等体积溶媒。连续给药 10 天后放血处死小鼠，分离腹股沟淋巴结进行指标测定。

制备淋巴结单个细胞悬液：切开小鼠双侧腹股沟皮肤，分离淋巴结，尽量去除筋膜和脂肪组织，放入含有流式细胞仪缓冲液（FACS 缓冲液）的平皿中，用注射器芯在 100 目钢网上将其轻轻捻碎，再用 200 目的尼龙网过滤，制备成单个细胞悬液，100×g 离心 10min，用 FACS 缓冲液重悬细胞，0.6%锥虫蓝溶液计数活细胞。将细胞的浓度调整为 1×10^7/ml。

荧光素抗体标记：取离心管，加抗体如下：PE-抗 CD4 和 PE-抗 CD28 各 5μl 或者 PE-抗 CD4 和 PE-抗 CD152 各 5μl，各抗体的量均为每管 1μg，每种抗体另设同种荧光素标记的同型抗体作为染色对照。每管中加待测细胞 100μl，轻摇混合均匀，避光室温孵育 30min。

孵育结束后，加缓冲液2ml，4℃ 400×g 离心5min。弃上清。重复1次。细胞重悬于500μl的FACS缓冲液中，上流式细胞仪检测。实验结果记录见表4-33。

表4-33 对实验性重症肌无力小鼠T淋巴细胞表面协同刺激分子表达的影响

组别	剂量（g/kg）	PE-抗CD4和PE-抗CD28	PE-抗CD4和PE-抗CD152
对照组			
模型组			
药物组			

【说明】 FACS缓冲液的配制：8g NaCl，1.16g Na_2HPO_4，0.2g KH_2PO_4，0.2g KCl，20ml小牛血清，1g NaN_3，溶于1000ml双蒸水中。

2. 对冷应激小鼠的保护作用（称重法）

【材料】

动物：小鼠。

器材：手术器械、液氮罐、微量电子天平、电动组织匀浆器、12.5cm×25cm（直径×高）圆柱形玻璃缸、BHF-1型被动回避型条件反射仪等。

【方法】 将小鼠随机分为3组：正常对照组、应激模型组、药物组。除正常对照组外，各组小鼠每日于（10±0.5）℃冷水中游泳5min，单只进行，连续7日。冷水应激期间药物按照规定剂量每日灌胃给药。正常对照组及应激模型组给予等容量饮用水。于末次应激后1h，用避暗法进行一次性电击训练，24h后测试各组小鼠记忆功能，以小鼠钻洞潜伏期和5min内钻洞次数为指标，观察各组间小鼠学习记忆功能状况。第2日称体重后断头处死各组小鼠，记录断头后小鼠张口呼吸时间。另摘取胸腺及脾，剥离干净，分别称重，计算胸腺指数和脾指数。实验结果记录见表4-34、表4-35。

表4-34 药物对连续7日冷水应激小鼠学习记忆功能的影响

组别	剂量（g/kg）	钻洞潜伏期	5min内钻洞次数
正常对照组			
应激模型组			
药物组			

表4-35 药物对连续7日冷水应激小鼠免疫器官重量和断头喘气时间的影响

组别	剂量（g/kg）	胸腺指数	脾指数	张口呼吸时间（s）
正常对照组				
应激模型组				
药物组				

【说明】 冷应激法为观察补益作用的较为理想的方法。冷应激可引起机体神经、内分泌和免疫功能紊乱，因此实验可观察指标较多，可从多方面评价药物作用。

注意：①小鼠放入（10±0.5）℃冷水中游泳必须单只进行，否则会相互碰撞、攀抓、呛水，影响实验结果。②记录小鼠张口呼吸时间需用两块秒表同时记录。正常情况下最后一次喘气微弱，易判断，此时停止计时。但药物组因喘气时间延长，可能停表后还会出现张嘴动作，此时则以第二只秒表所记时间为准。

3. 内分泌腺系统研究

垂体-甲状腺系统-对脾虚大鼠甲状腺激素水平的影响（放射免疫法）

【材料】

动物：大鼠。

器材：SN-695B 型 γ 放免测量仪、恒温水浴箱、手术器械、烧杯等。

药品及试剂：大黄、甲状腺素（T_4）、三碘甲状腺原氨酸（T_3）、3, 3′, 5′-反三碘甲状腺原氨酸（rT_3）、促甲状腺素（TSH）试剂盒等。

【方法】 将动物随机分为 3 组：对照组、脾虚模型组、补中益气丸组。对照组每日上、下午各灌服蒸馏水一次，每次 2ml。脾虚模型组上午灌服等量大黄水煎液，下午灌服等量蒸馏水。补中益气丸组上午灌服等量大黄水煎液，下午灌服等量补中益气丸（3.9g/kg 体重）。连续给药 20 日。各组动物于末次给药后 1h 眼球取血。采用放射免疫分析法观察各组大鼠血清中 T_3、T_4、rT_3、TSH 水平的变化，同时观察各组动物体重的变化。实验结果记录见表 4-36、表 4-37。

表 4-36 造模前及用药 20 日后各组大鼠体重比较

组别	*n*	造模前	给药 20 日后
对照组			
脾虚模型组			
补中益气丸组			

表 4-37 各组动物血清甲状腺激素含量的比较

组别	*n*	T_3（nmol/L）	T_4（nmol/L）	rT_3（nmol/L）	TSH（mU/L）
对照组					
脾虚模型组					
补中益气丸组					

【说明】 甲状腺通过分泌甲状腺激素影响和调节机体细胞的生长、发育和能量代谢活动。在下丘脑及腺垂体的调控下，甲状腺分泌的甲状腺激素可以产生全身性效应，并保持动态平稳以维持机体的生理功能。

在正常状态下，消化系统对甲状腺外周代谢起着重要作用，同时，甲状腺也能促进消化系统吸收功能，二者之间有着密切联系。在病理状态下，脾虚患者吸收功能下降，糖摄入不足，5′-脱碘酶活性减低，使 T_4 向 T_3 转化减少，同时 T_3 吸收也减少，这可能是脾虚患者血清甲状腺激素水平下降的原因之一。

4. 物质代谢及糖尿病研究

对高脂结合 STZ 诱发 2 型糖尿病模型大鼠血糖及胰岛素敏感指数的影响（胰岛素放射免疫分析试剂盒法）

【材料】

动物：SD 大鼠。

器材：量瓶、血糖管、离心机、灌胃针头、721 型分光光度计或全自动生化测定仪、离心机、放射免疫 γ 计数器等。

药品及试剂：复方麦冬（由黄连、麦冬等中药组成）、STZ、盐酸二甲双胍片、血糖试剂盒、胰岛素放射免疫分析试剂盒、高脂饲料等。

【方法】 建立动物模型：用高脂饲料饲养 4 周，STZ 溶于 0.1mmol/L 枸橼酸缓冲液（pH 4.5），按 25mg/kg 体重剂量一次性腹腔注射，给予大鼠 STZ 后，于第 5 周大鼠禁食不禁水 12h，眼眶静脉丛取血测定血糖，血糖值大于 11.1mmol/L 判定造模成功。选造模成功大鼠，雌雄各半，随机分组，各组均继续喂以高脂饲料，连续灌胃给药 2 周，每日 1 次，1ml/100g 体重。未造模的正常对照组、模型组给予等容量的生理盐水。末次给药前禁食不禁水 12h，给药 1h 后，颈动脉或股动脉取血，离心分离血清。实验结果记录见表 4-38。

用 721 型分光光度计（或全自动生化测定仪）检测各鼠空腹血糖（FBG）。胰岛素（FINS）测定采用放射免疫分析法，其操作按照说明书进行。胰岛素敏感指数（INS）用下式计算：

$$INS=\ln[1/(FINS\times FBG)]$$

表 4-38 对高脂饲料喂养结合 STZ 诱发糖尿病模型大鼠血糖及胰岛素敏感指数的影响

组别	药物剂量（g/kg）	FBG（mmol/L）	FINS（mU/L）	INS
正常对照组				
模型组				
二甲双胍组				
药物组				

【说明】 单纯用 STZ 诱发的糖尿病模型是 1 型糖尿病模型。本方法用高脂饲料加 STZ 诱发糖尿病模型是目前常用的用化学药物诱发 2 型糖尿病动物模型的方法之一。

5. 肝炎、脂肪肝及肝损伤研究

（1）肝功能生化实验指标-对 CCl_4 致肝损伤大鼠血清谷丙转氨酶（ALT）的影响（比色法）

【材料】

动物：大鼠。

器材：分光光度计、恒温水浴锅等。

药品及试剂：实验药物、CCl_4、磷酸氢二钠、磷酸二氢钾、*L*-α-氨基丙酸、α-酮戊二酸、氢氧化钠、氯仿、2, 4-二硝基苯肼、盐酸、丙酮酸钠等。

【方法】 将实验动物分为三组，即正常对照组、肝损伤对照组（也即模型组）及实验

药物组。于实验第 1、5 日，后两组动物皮下注射 CCl_4 5ml/kg 体重，实验第 2 天实验药物组开始给药，剂量为 100mg/kg 体重（用吐温-80 配制成混悬液），皮下注射，每日 1 次，肝损伤对照组注射等量生理盐水。

实验第 8 天取血清测定 ALT。记录 ALT 数值并进行统计学处理。实验结果记录见表 4-39。

表 4-39 对 CCl_4 损伤大鼠 ALT 的影响

组别	剂量（mg/kg）	动物数（只）	ALT（U/L）
正常对照组			
肝损伤对照组			
实验药物组			

【说明】 ALT 为肝功能检查中较为敏感的指标。ALT 值与组织学上肝损伤程度呈平行关系，严重肝细胞坏死时 ALT 升高，肝细胞未发生坏死而有大量肝细胞气球样变时，细胞膜通透性升高，ALT 亦可以升高，该项指标在急性肝炎时明显，在慢性肝炎、肝硬化时，一般轻度升高，若有明显升高时，提示肝实质细胞发生变性、坏死。

（2）肝纤维化检测-对 ConA 诱导肝纤维化小鼠肝胶原蛋白的影响（放射免疫法）

【材料】

动物：BALB/c 小鼠。

器材：VIS 7220 型分光光度计等。

药品及试剂：实验药物、Concanavalin A（Con A，为 Sigma 公司产品）等。

【方法】 分组与用药分 5 批进行，每批小鼠随机取 1～2 只为正常对照组，其余用于造模；对造模鼠按体重随机区组法分组，通常模型对照组采用 2 个所分组的小鼠，各用药组皆用 1 个所分组的小鼠；用药组包括阳性西药（秋水仙碱）对照组、实验药物组 1、实验药物组 2（给药量为实验药物组 1 的一半）。秋水仙碱（0.128mg/kg），每日 1 次，每周用药 6 天（休息 1 天），至实验结束。记录相关数据并进行统计学处理，见表 4-40。

表 4-40 对 ConA 诱导的肝纤维化小鼠肝胶原蛋白、血透明质酸及Ⅲ型前胶原的影响

组别	*n*	胶原蛋白（mg/g）	透明质酸（ng/ml）	Ⅲ型前胶原（ng/ml）
正常对照组				
模型对照组				
秋水仙碱组				
实验药物组 1				
实验药物组 2				

【说明】 ①ConA 的用量很关键，目前普遍认为，ConA 的适宜剂量为 15mg/kg；16mg/kg 则出现病变加重，死亡率也增加；超过 16mg/kg 则死亡率显著增加；12.5～15mg/kg 均可用，但病变较轻；12.5mg/kg，小鼠死亡少，病变轻，故 ConA 引起肝损伤程度呈剂量依赖性。②ConA 的给药途径以尾静脉缓慢注射为宜，球后静脉丛不好把握，且注射部位的炎症粘连影响药物吸收。③造模时间应不少于 6 周，通常以 8～10 周为宜。

（3）组织学观察-对二甲基亚硝胺致肝纤维化大鼠肝脏明胶酶B和星状细胞凋亡的影响（酶谱法和复合染色法）

【材料】

动物：大鼠。

器材：图像分析仪等。

药品及试剂：试验药物、二甲基亚硝胺、秋水仙碱、TUNEL凋亡检测试剂盒、小鼠抗人明胶酶B抗体、小鼠抗人α肌动蛋白（α-SMA）单克隆抗体等。

【方法】 将大鼠随机分为正常组、模型组、秋水仙碱组及实验药物组。除正常组外，其余各组前4周每周一、二、三腹腔注射二甲基亚硝胺2ml/kg（浓度为0.5%），正常组腹腔注射等量的生理盐水。造模后4周，分别以生理盐水、0.1%的秋水仙碱及实验药物灌胃，正常组灌以等量生理盐水。以给药后最末一天，将大鼠麻醉下腔静脉取血，离心分离血清，取肝脏左叶组织，10%甲醛固定，脱水，透明，石蜡包埋，用于明胶酶B和星状细胞（HSC）凋亡分析。观察并进行记录，对结果进行统计学分析，见表4-41。

表4-41 对二甲基亚硝胺致肝纤维化大鼠肝脏明胶酶B和星状细胞凋亡的影响

组别	*n*	凋亡的肝星状细胞	α肌动蛋白	基质金属蛋白酶9
正常组				
模型组				
秋水仙碱组				
实验药物组				

【说明】 ①二甲基亚硝胺不容易掌握剂量，小剂量不易形成肝纤维化，大剂量应用可致大鼠肝细胞坏死后肝纤维化。②由于二甲基亚硝胺肝毒性较大，剂量过大易造成动物死亡，因此需预试，严格掌握二甲基亚硝胺的剂量。③由于连续给予二甲基亚硝胺也容易造成动物死亡，因此目前国内用二甲基亚硝胺造模通常采用间歇式给药方式。

6. 胃肠疾病模型及消化系统研究

对小鼠胃排空运动的影响（比色法）

【材料】

动物：小鼠，20～22g，雌雄兼用。

器材：离心机、722型分光光度计等。

药品及试剂：实验方剂水煎液（1mg/ml）、0.1%甲基橙溶液（分析纯，蒸馏水配制，0.001g/ml）、$NaHCO_3$（分析纯，蒸馏水配成5%溶液，0.05g/ml）等。

【方法】 实验前动物禁食12h，自由饮水。将动物随机分为对照组和给药组，每组10只。为了避免中药本身颜色对测量的干扰，采用皮下注射给药。给药组动物分别皮下注射实验方剂水煎液100%、50%两种浓度，剂量为0.2ml/10g。对照组给同体积生理盐水。给药40min，每只小鼠灌胃0.1%甲基橙溶液0.2ml，20min后脱臼处死动物，剖腹摘取胃置于小烧杯中，加入10ml蒸馏水，用小剪刀沿胃大弯剪开胃，将胃内容物充分洗于蒸馏水中，

用 $NaHCO_3$ 溶液调节 pH 至 6.0～6.5，倒入刻度离心管，于 2000r/min 速度下离心 10min，取上清液用 722 型分光光度计（波长 420nm）比色。用蒸馏水调零，测量溶液的吸光度，测得的吸光度为胃中甲基橙吸光度；以 0.1%甲基橙 0.2ml 加入 10ml 蒸馏水摇匀后测量其吸光度作为基数甲基橙吸光度，并按下列公式计算甲基橙胃残留率。甲基橙胃残留率的高低可反映胃排空的快慢。

甲基橙胃残留率（%）=（胃甲基橙吸光度/基数甲基橙吸光度）×100%

对相关数据进行记录并进行统计学处理，见表 4-42。

表 4-42　实验方剂对小鼠胃排空的影响

组别	剂量（g/kg）	甲基橙胃残留率（%）
对照组		
给药组 1		
给药组 2		

【说明】　本实验方法适用于小动物观察，是研究胃排空运动的常用方法，对于胃排空的作用方式应配合其他胃运动方法如胃肌电测定、离体胃肌条运动试验等进行研究。

注意：①试验前小鼠须严格禁食，禁食所用的鼠笼应便于粪便流出，禁食时间以 12h 为宜，时间过长动物由于过于饥饿会自食其毛和粪便，干扰实验结果。②灌胃甲基橙所用针头要圆滑，否则易损伤食管或胃血管造成出血影响比色；灌甲基橙的量要准确。③可用 0.05%酚磺酞-1.5%羧甲基纤维素（CMC）代替甲基橙灌胃作为指示剂。④若灌胃给药，须确认胃中无残留中药，才能进行，以免中药本身颜色对测定的干扰；若采用口服给药，应考虑制剂的特点。实验中应尽可能控制各种干扰因素，使实验结果真实可靠。⑤可采用酚磺酞替代甲基橙作为指示剂。

7. 抗心律失常作用研究

心律失常属于中医学“心悸”“怔忡”“脉结代”范畴，由于气血不足、阴阳失调和血脉瘀阻等原因引起。补气养血、调节阴阳及疏通血脉等方药，能够防治“脉结代”，具有抗心律失常作用，使心律恢复正常。

（1）对异丙肾上腺素致大鼠心律失常的影响（Ⅱ导联心电图法）

【材料】

动物：大鼠。

器材：灌胃针头、注射器、蛙板、心电图机或生物信号采集处理系统等。

药品及试剂：实验汤剂（1g 生药/ml）、盐酸普萘洛尔（2.5mg/ml）、盐酸异丙肾上腺素注射液（0.25mg/ml，临用前用生理盐水配制）、20%乌拉坦等。

【方法】　取大鼠 30 只，雌雄各半，随机分为模型组、普萘洛尔组（0.014g/kg）、实验汤剂组（14g/kg）。各组动物灌胃药物后 1h，用 20%乌拉坦 0.8g/kg 腹腔注射麻醉，固定于鼠台上，针式电极插入大鼠皮下，连接Ⅱ导联，记录一段正常的心电图之后，左下肢皮下注射异丙肾上腺素（4mg/kg），记录各组动物开始出现室性期前收缩的时间及持续时间。实验结果记录见表 4-43。

表 4-43 实验汤剂对异丙肾上腺素诱发应激大鼠心律失常的影响

组别	剂量（g/kg）	室性期前收缩首次发生时间	室性期前收缩持续时间
模型组			
普萘洛尔组			
实验汤剂组			

【说明】 异丙肾上腺素诱发心律失常的机制较明确，便于分析药物抗心律失常的作用机制。

因异丙肾上腺素对心肌细胞 β 受体有很强的兴奋作用，可使心肌收缩力增强，心率加快及传导加速，心排血量显著增加，对正位起搏点有显著兴奋作用，对异位起搏点也有较强的兴奋作用，易引起心动过速。动物皮下注射异丙肾上腺素后会出现以室性期前收缩为表现的缺血性心律失常。

注意：①异丙肾上腺素注射速度不同会影响室性心律失常的出现和持续时间。注射速度应均衡，5s 内注射完毕。②异丙肾上腺素尾静脉或舌下静脉注射，也可诱发稳定的心律失常。③注射大剂量异丙肾上腺素会导致大鼠急性心肌缺血损伤，出现 J 点明显下移的室性期前收缩、短阵室性心动过速等心律失常，室性期前收缩首次发生时间应以此变化为判定标准。

（2）实验制剂对体外培养大鼠心肌细胞缺氧缺糖损伤的影响（乳酸脱氢酶法）

【材料】

动物：大鼠乳鼠，鼠龄 2～3 天。

器材：灭菌小手术器械一套、乳鼠固定板及固定针头、磁力搅棒、离心管、140 目尼龙网、各种规格的灭菌吸管和培养器皿、灭菌抽滤瓶、血细胞计数器、超净工作台、CO_2 培养箱、倒置显微镜（带恒温装置）、细胞搏动记录仪、普通离心机、带恒温装置的磁力搅拌器及分光光度计等。

药品及试剂：Hanks 平衡盐溶液、Eagle 培养液、小牛血清、胰蛋白酶、无糖 Eagle 培养液等。其他：高纯氮气一瓶。实验制剂：盐酸维拉帕米注射液（2.5mg/ml）。中药制剂的 pH 及 Na^+、K^+、Ca^{2+}、Cl^-等离子浓度必须限制在生理值范围内，并于实验前用培养液稀释至所需浓度。

【方法】

心肌细胞培养：取出生 2～3 天的大鼠乳鼠，四肢固定于鼠板上，消毒皮肤，开胸剪取心室，迅速放入盛有 Hanks 液或 Eagle 培养液的平皿中，反复冲洗以去除血液，用眼科剪将心室组织剪碎至 $1mm^3$，加入 0.06%胰蛋白酶溶液，在磁力搅拌器上 37℃水浴中消化 10min，自然沉淀，弃去上清液（含血细胞及细胞碎片），沉淀组织重新加入胰蛋白酶，同上条件消化组织块 10min 后，用吸管反复吹散约 1min，自然沉淀，上清液转入离心管中，并向离心管加入等量冷培养液以终止酶液消化。于 2000r/min 速度下离心 10min，弃去上清液，再加入适量冷培养液重复离心一次以洗去残存的胰蛋白酶，加入少量含 15%小牛血清的 Eagle 培养液，将细胞混匀制成细胞悬液，剩余的组织块可同上法反复消化洗净以收集更多的细胞，合并各次细胞悬液，通过 140 目尼龙网以滤去混入的组织块，细胞计数，调节密度至 1×10^6/ml，接种至培养器皿中，37℃静置培养。

体外培养心肌细胞缺血样损伤（缺氧缺糖性损伤）模型的建立：取培养第 3 天的心肌细胞，按下法进行缺氧缺糖处理。①缺糖：实验前配制不含葡萄糖的 Eagle 培养液代替正常培养基；②缺氧：将缺糖培养基先用高纯氮气饱和 15min，实验时将细胞换入这种缺氧缺糖培养液，并立即向培养瓶内充入高纯氮气（1L/min 流量）30s，以置换出瓶内空气，迅速塞紧瓶塞，37℃培养。对照组按正常条件培养。

观察药物对培养心肌细胞收缩功能的影响：心肌细胞培养 3 天后，细胞伸出伪足，互相连接成网状，并形成同步收缩。实验选取搏动节律稳定正常的细胞团，在倒置显微镜恒温装置内观察给药前及给药后 5min、10min、15min、30min、60min 时的搏动频率、节律、幅度及范围等变化。

观察药物对缺氧缺糖性损伤的影响：选择培养 2～3 天生长正常的心肌细胞，分组标号，分别换入正常培养基、缺氧缺糖培养基和含药缺氧缺糖培养基。37℃密闭培养 6h 后，取培养基用分光光度计测定乳酸脱氢酶（LDH）的含量。比较各组细胞损伤后释放至培养基中的 LDH 量。

【说明】 体外培养心肌细胞易受外界因素影响，因此在实验中应特别注意：①观察药物对收缩功能影响时应保持给药前后环境温度一致（通常为 37℃），以免因温度改变影响收缩频率。另外给药容量要小，一般在 5μl 左右。②中药制剂应精制，并要求使用的终浓度的 pH 及 Na^+、K^+、Ca^{2+}、Cl^-等离子浓度在生理值范围内。③缺氧缺糖损伤实验时应用无血清的培养基，因血清对 LDH 测定有干扰。

8. 学习、记忆障碍，中枢神经系统及神经递质系统研究

对去卵巢大鼠学习记忆的影响（Morris 水迷宫法）

【材料】

动物：大鼠。

器材：Morris 水迷宫仪等。

药品及试剂：实验制剂（制成 1g/ml 备用）、17β-雌二醇（购自美国 Sigma 公司）等。

【方法】

Morris 水迷宫仪制作：用 5mm 厚的白铁制作，水池外围中段再匝一圈铁丝加固。水池半径 80cm，高 40cm。池壁四周墙上贴有形状不一的标志，提供视觉线索。平台直径 10cm，高 24cm，低于水面 1cm。以通过水池圆心的两条垂直交叉线将水池分为 4 个象限，分别称 SE、SW、NW 和 NE 象限，池壁外标 4 个入水点。水池正上方安装摄像机，连接计算机，用摄像机所带软件记录大鼠在水池的运行轨迹。测试期间室内保持安静，用屏风将实验者与动物视线隔开，其他参照物始终保持不变。

空间分辨学习记忆实验：取（280±20）g 的雌性大鼠，10 只做假手术，其余切除卵巢造模，28 周后阴道角化细胞持续 7 天阴性者为造模成功，随机分为 4 组，每组 10 只，分别为 17β-雌二醇组，实验制剂高、低剂量组，模型组，假手术的 10 只鼠作为对照。17β-雌二醇组大鼠按 0.2mg/kg 皮下注射给药，每 4 日 1 次，连续 35 日。模型组皮下注射同容

积的食用油。实验制剂组分别灌胃 7.5g 生药/kg 体重、15g 生药/kg 体重，每日 1 次，连续 35 日。给药第 25 日，开始进行 Morris 空间分辨实验，共 6 日。第 35 日进行 Morris 空间探索实验，同时继续给药。

Morris 水迷宫测试：水温保持在（25±1）℃，放入少许市售白色水粉颜料，混匀。首先将头部焗黑的大鼠放于无平台的水池中自由游泳 120s。次日，任选其中一象限角平分线距池壁三分之一的地方放置平台，大鼠从无平台的入水点面壁放入水中，观察并记录大鼠寻找并爬上平台的路线图，记录其 120s 内找到平台的时间作为潜伏期。如果大鼠在 120s 内未找到平台，可将其牵引至平台上，让大鼠停留 10s，再放回笼中，找到平台的大鼠也于平台上停留 10s 后取出。具体操作：①将安全平台放置于水池中的任一象限（本实验在 SW 角）平分线距池壁三分之一的地方，再用水加至高过安全平台 1cm，使大鼠不能明显见到安全平台。②安装摄像装置，将摄像头与计算机连接，打开计算机及显示屏，在计算机提示找到新硬件后安装摄像头驱动程序和图像采集处理系统软件。③打开图像采集处理系统软件，在菜单中打开采集，在显示屏上观察并调整最佳摄像范围，使水池全景能进入观察范围。④在菜单中选择系统设置。为使影像文件尽量地小，减少所占磁盘空间，取消录音，选定尺寸较小、像素较低和压缩比例大的影像格式，并将摄像时间固定在 120s，以 15 帧/秒的速率拍摄。⑤在菜单中点击新建文件，出现“开始”提示窗。将大鼠面壁轻放入水中，立即点击开始按钮，启动拍摄过程，记录大鼠的运动轨迹。⑥若动物在设定时间内未找到安全平台，则实验自动停止，并规定其逃避潜伏期为 120s，将动物放置于安全平台上 10s，然后取出。若动物找到安全平台，立即停止摄像，记录大鼠逃避潜伏期，然后也在安全平台上放置 10s。在文件菜单中选择保存，选择保存路径和文件名后，确定保存。⑦大鼠每日训练 2 次，共训练 6 日，每次入水采取不同的象限。⑧实验完毕后，在电脑中重新调出影像文件，用硫酸纸贴在电脑屏幕上，用铅笔描记跟踪大鼠运动轨迹。将其运动轨迹分为随机、趋向、直线和边缘等类型。

收集空间分布实验数据并进行统计学处理。

【说明】 Morris 法是较为复杂的空间分辨性学习记忆测试方法，是一种让实验动物在训练中，把空间周围的物体作为参照物，经过反复识记，从而在其脑内将参照物与空间方位联系起来，借助参照物来获得辨别空间方位的能力，最终学会寻找隐藏平台，形成稳定的空间位置认知能力的操作过程。它是检测空间定向、反应时间、视觉及结构应用等综合能力，从而评价其认知水平的一种行为模式，是一类关于场景和事件的学习记忆，属于陈述性记忆。在实验中，通过记录动物入水搜索目标所需时间、路线来分析和推断动物学习和记忆的能力，实验结果较为准确可靠。

（三）实例分析

1. 免疫功能

（1）玉屏风散配方颗粒汤剂与传统饮片汤剂对免疫抑制小鼠 T 淋巴细胞亚群影响的比较

玉屏风散具有益气固表、祛风止汗、扶正固本的功效，能促进淋巴细胞的增殖分化，对细胞免疫和体液免疫均有增强作用。

汤剂作为传统中药剂型，虽具有吸收快、疗效好、随症加减等优点，但亦有服用携带不便、质量标准不明等缺点。中药配方颗粒是以符合炮制规范的优质药材为原料，采用现代高新技术提取、浓缩、制粒而成的产品，具有可直接冲服、使用及携带方便等优点，在临床上的使用逐渐增多。

本研究通过实验，将玉屏风散配方颗粒汤剂与传统饮片汤剂对免疫抑制小鼠的 $CD4^+$ T 细胞、$CD8^+$ T 淋巴细胞的影响进行了比较。

【材料】

动物：昆明种小鼠，6～8 周，体重（20±2）g，雌雄各半，由中国食品药品检定研究院实验动物资源研究所提供，许可证号：scxk20090017。

器材：JA5003 型电子分析天平，DDL-5 冷冻离心机，电热恒温培养箱，Facscalibur 流式细胞仪，酶标仪等。

药品及试剂：玉屏风散（由黄芪、白术、防风组成），中药饮片、配方颗粒（由同批次相应饮片制备而成），均由广州一方制药有限公司提供。传统饮片汤剂：黄芪 30g，白术 30g，防风 15g，共计 75 g/d，按传统煎煮法制成水煎液，并浓缩至含生药 0.5g/ml、1g/ml 两种浓度。配方颗粒汤剂：取与饮片剂量相当的配方颗粒（黄芪颗粒 6g，白术颗粒 9g，防风颗粒 3g），加水（80～100℃）配制成相应的浓度（同传统饮片）。环磷酰胺，生理盐水，FITC 标记的大鼠抗小鼠 CD8 单克隆抗体，PE 标记的大鼠抗小鼠 CD4 单克隆抗体。

【方法】

分组与造模：72 只实验动物按随机数字表法分为正常对照组，模型组，玉屏风散传统饮片汤剂低、高剂量组和配方颗粒汤剂低、高剂量组，每组 12 只。动物常规饲养 1 周后进行造模，采用腹腔注射环磷酰胺制备免疫抑制模型，除正常对照组外，各组均腹腔注射环磷酰胺 80mg/kg，连续 7 日，正常对照组腹腔注射等量的生理盐水。

给药方法：药物剂量按人鼠体表面积折算等效比率剂量表，计算出小鼠的等效剂量。传统饮片汤剂低、高剂量组分别为 5g/（kg · d）、10g/（kg · d），配方颗粒汤剂低、高剂量组同传统饮片汤剂组，正常对照组和模型组小鼠给予 20g/（kg · d）的生理盐水溶液。各组于造模后均每日灌胃 1 次，连续 10 日。

标本采集与检测：末次给药 24h 后，每组小鼠摘眼球收集血液。将血置于抗凝管中（含肝素），加入抗小鼠 CD4 单克隆抗体（PE）和抗小鼠 CD8 单克隆抗体（FITC）各 10L，置 4℃避光 20min。加染色洗涤液 1ml 混匀，离心洗涤 3 次后弃上清。加入 0.5ml 的固定液固定，置 4℃存放 30min，流式细胞仪测定。

收集、整理实验数据并进行统计学处理。

【结果】 结果见表 4-44。

表 4-44 各组小鼠外周血 T 淋巴细胞亚群细胞率比较（$\bar{x} \pm s$）

组别	n	$CD4^+$T 淋巴细胞（%）	$CD8^+$T 淋巴细胞（%）
正常对照组	12	$62.52 \pm 1.90^{**}$	$56.49 \pm 1.35^{**}$
模型组	12	40.35 ± 1.81	36.75 ± 1.24

续表

组别	n	CD4$^+$T 淋巴细胞（%）	CD8$^+$T 淋巴细胞（%）
玉屏风散传统饮片汤剂低剂量组	12	47.18±2.00	39.67±1.46*
玉屏风散传统饮片汤剂高剂量组	12	61.69±1.80*	54.58±1.64*
玉屏风散配方颗粒汤剂低剂量组	12	46.29±1.60	38.89±1.56
玉屏风散配方颗粒汤剂高剂量组	12	60.84±1.50*	53.58±1.78*

注：与模型组比较，*P<0.05，**P<0.01。

【说明】 玉屏风散是中医扶正固本的经典方剂，大量的实验研究表明其对免疫功能低下的动物模型具有明显的增强免疫功能作用。T 淋巴细胞亚群中的 T 辅助细胞和 T 抑制细胞对免疫反应起调控作用，对维持免疫稳定起重要作用。CD4$^+$代表辅助性 T 淋巴细胞，CD8$^+$代表抑制性和细胞毒性 T 淋巴细胞，CD4$^+$、CD8$^+$彼此相互调节，表现出辅助和抑制的作用，是免疫系统的核心。因而机体 CD4$^+$T、CD8$^+$T 及 CD4$^+$/CD8$^+$可以作为评价机体细胞免疫状态的指标。

实验结果表明，模型组较正常对照组小鼠外周血 CD4$^+$T、CD8$^+$T 淋巴细胞率显著降低，玉屏风散传统饮片汤剂高剂量组和配方颗粒高剂量组外周血 CD4$^+$T、CD8$^+$T 淋巴细胞率均较模型组显著升高，说明玉屏风散传统饮片汤剂高剂量和配方颗粒高剂量均通过升高小鼠外周血 CD4$^+$T、CD8$^+$T 淋巴细胞率，增强其 T 淋巴细胞免疫功能。且玉屏风散传统饮片汤剂高剂量组和配方颗粒汤剂高剂量组间比较无显著性差异，说明两种汤剂等剂量间增强小鼠 T 淋巴细胞免疫功能作用基本相当，为玉屏风散配方颗粒在临床上替代传统饮片，进一步推广其应用提供一定的实验依据。

（2）玉屏风散传统饮片汤剂与配方颗粒汤剂对免疫抑制小鼠 IL-2、IFN-γ 影响的实验研究

现代药理学研究证实玉屏风散具有调节、增强机体免疫功能的作用，包括对特异性免疫、非特异性免疫等。IL-2 是参与免疫应答的重要细胞因子，是衡量机体免疫功能，尤其是细胞免疫水平的一个重要指标。通过实验研究的方法，观察玉屏风散传统饮片汤剂与其配方颗粒汤剂对免疫抑制小鼠 IL-2、IFN-γ 参数的影响，研究中药配方颗粒替代中药饮片的可能性及依据。

【材料】

动物：昆明种小鼠（购自中国食品药品检定研究院实验动物资源研究所），许可证号：SCXK20090017，6～8 周龄，体重（20±2）g，雌雄各半。

器材：JA5003 型电子分析天平、DDL-5 冷冻离心机、电热恒温培养箱、酶标仪等。

药品及试剂：玉屏风散（由黄芪、白术、防风组成），中药饮片、配方颗粒（由同批次相应饮片制备而成），均由广州一方制药有限公司提供。传统饮片汤剂：黄芪 30g，白术 30g，防风 15g，共计 75g/d，按传统煎煮法制成水煎液，并浓缩至含生药 0.5g/ml、1g/ml 两种浓度。配方颗粒汤剂：取与饮片剂量相当的配方颗粒（黄芪颗粒 6g，白术颗粒 9g，防风颗粒 3g），加 80～100℃的水配制成相应的浓度（同传统饮片）。环磷酰胺，生理盐水，小鼠 IL-2 ELISA 试剂盒，小鼠 IFN-γ ELISA 试剂盒。

【方法】

分组：按随机数字表法将 72 只实验动物分为 6 组，分别为正常对照组，环磷酰胺组（模型组），玉屏风散传统饮片汤剂低、高剂量组和配方颗粒汤剂低、高剂量组，每组 12 只。

造模：动物常规饲养 1 周后进行造模，除正常对照组外，各组均腹腔注射环磷酰胺 80mg/kg，连续 7 日，复制免疫抑制模型，正常对照组腹腔注射等量的生理盐水。

给药方法：药物剂量按人鼠体表面积折算等效比率剂量表，计算出小鼠的等效剂量。玉屏风散传统饮片汤剂低、高剂量组分别为 5g/（kg·d）、10g/（kg·d），配方颗粒汤剂低、高剂量组同传统饮片汤剂组，正常对照组和模型组小鼠给予 20g/（kg·d）的生理盐水溶液。各组于造模后每日灌胃 1 次，连续 10 日。

标本采集与检测：末次给药 24h 后，每组小鼠摘眼球收集血液。静置 2h 后于 3000r/min 速度下离心 20min，取血清，按照 ELISA 试剂盒说明书步骤进行操作测量 IL-2、IFN-γ。

收集、整理实验数据并进行统计学处理。

【结果】　结果见表 4-45。

表 4-45　各组小鼠血清 IL-2、IFN-γ 参数比较（$\bar{x}\pm s$）

组别	剂量（g/kg）	n	IL-2（pg/ml）	IFN-γ（pg/ml）
正常对照组	—	12	30.5±1.3	32.4±2.1
模型组	—	12	15.4±2.0[1)]	16.4±1.3[1)]
玉屏风散传统饮片汤剂低剂量组	5	12	17.1±2.4	18.6±2.1[2)]
玉屏风散传统饮片汤剂高剂量组	10	12	29.6±1.2[1)3)]	30.5±2.5[1)3)]
玉屏风散配方颗粒汤剂低剂量组	5	12	16.0±1.6	17.0±2.6
玉屏风散配方颗粒汤剂高剂量组	10	12	28.4±2.5[1)2)]	31.7±2.1[1)2)]

注：与正常对照组比较，1）$P<0.01$。与模型组比较，2）$P<0.01$；3）$P<0.01$。

【说明】　机体的免疫系统是由各种具有免疫功能的细胞、产生免疫细胞的器官及由这些细胞分泌的各种因子组成的一个复杂系统。IL-2 主要由 Th1 细胞系产生，是具有多种生物学活性的淋巴因子，具有调节机体免疫、增加机体抗感染能力的作用。IL-2 能与 T 淋巴细胞、B 淋巴细胞、单核细胞表面的 IL-2 受体结合，促使 T 淋巴细胞活化、增殖，增强 T 淋巴细胞的杀伤作用，提高 NK 细胞活性，促进 B 淋巴细胞分泌 IgG 等，因此在免疫调节方面具有重要意义。IL-2 是参与免疫应答的重要细胞因子，能衡量机体免疫功能，是细胞免疫水平的一个重要指标。

该研究通过实验观察玉屏风散传统饮片汤剂与配方颗粒汤剂对免疫抑制模型小鼠血清 IL-2、IFN-γ 参数的影响表明，环磷酰胺组较正常对照组小鼠血清 IL-2、IFN-γ 含量显著降低，玉屏风散传统饮片汤剂高剂量组和配方颗粒汤剂高剂量组血清 IL-2、IFN-γ 参数均较环磷酰胺组小鼠显著升高，说明玉屏风散传统饮片汤剂高剂量组和配方颗粒汤剂高剂量组均通过升高小鼠 IL-2、IFN-γ 含量，增强其免疫功能。且玉屏风散传统饮片汤剂高剂量组和配方颗粒汤剂高剂量组间比较无显著性差异，说明两种剂型间增强小鼠免疫功能的作用基本相当，为玉屏风散配方颗粒在临床上替代传统饮片提供了依据，也为中药配方颗粒替代中药饮片提供了间接依据。

2. 骨质疏松胶囊对大鼠骨质疏松症骨密度的影响

骨质疏松胶囊主要由熟地黄、山茱萸、鹿角霜、菟丝子、枸杞子等药味组成，可滋补肝肾、强筋壮骨、活血止痛。用于老年骨质疏松、腰膝酸软、步履不便；或骨质增生、关节足跟疼痛等病症。

【材料】

动物：Wistar 大鼠，雌性，3 月龄，体重（280±20）g，由山西省中医药研究院实验动物室提供，实验动物生产许可证号：SCXK（晋）2010-0002。

器材：双能双光子骨密度仪、自动酶标分析仪、全自动生化分析仪、全自动微粒子化学发光免疫分析系统等。

药品及试剂：骨质疏松胶囊，由山西省中医院制剂室生产，批号 081219，规格 0.5g/粒。用时以蒸馏水分别配成 10%、20%、40%的混悬液。仙灵骨葆胶囊，由贵州同济堂制药有限公司生产，批号 091024，规格 0.5g/粒。功能主治：滋补肝肾、接骨续筋、强身健骨。用于骨质疏松、骨折、骨关节炎、骨无菌性坏死等。用时以蒸馏水配成 40%的混悬液。大鼠抗酒石酸酸性磷酸酶 5b 试剂盒；大鼠骨碱性磷酸酶试剂盒；血清磷检测试剂盒；血清钙检测试剂盒；血清雌二醇检测试剂盒。

【方法】

大鼠去卵巢骨质疏松模型的制备：将大鼠随机分出假手术组 14 只，其余为去卵巢模型大鼠。将大鼠以戊巴比妥钠（45mg/kg）腹腔注射麻醉，腹位固定，在其最末肋骨下，腋中线与距脊柱外侧约 1cm 交叉处剪去鼠毛，以络合碘消毒，切开皮肤、背部肌肉、腹膜，轻轻将脂肪团拉开并分离，暴露卵巢，结扎卵巢下端输卵管，摘除卵巢，分层缝合切口。同法摘除另一侧卵巢。术后 4 周即为去卵巢骨质疏松模型大鼠。假手术对照组大鼠只切除小块脂肪，除不摘除卵巢外操作同模型大鼠。术后肌内注射青霉素（8×10^4/只），连续 7 日，并用络合碘消毒创口。

分组及给药：上述模型大鼠随机分为模型对照组，骨质疏松胶囊低、中、高剂量组，仙灵骨葆阳性对照组，并设上述假手术对照组。除假手术对照组、模型对照组每日灌胃等容积蒸馏水外，其余各给药组灌胃给予相应药物：骨质疏松胶囊低剂量组 1g/kg、中剂量组 2g/kg、高剂量组 4g/mg，仙灵骨葆阳性对照组 2g/kg，灌胃容积 10ml/kg，每日 1 次，连续 12 周。每周称体重，并根据体重调整灌胃量。

检测指标：①一般情况观察：每周测定体重 1 次，并观察毛色、体形。②骨密度测定：给药 12 周，测定大鼠股骨的骨密度。③血清雌二醇、钙、磷含量测定：禁食 12h，末次给药 1h 后，取血，分离血清，化学发光法测定血清雌二醇含量；OCPC 比色法测定血清钙含量；直接紫外法测定血清磷含量。④血清生化标志物测定：酶联免疫法测定抗酒石酸酸性磷酸酶 5b；酶联免疫法测定骨碱性磷酸酶。

【结果】 给药 12 周后，模型对照组大鼠体重显著高于假手术对照组（$P<0.01$）。骨质疏松胶囊中、高剂量组体重显著低于模型对照组（$P<0.05$）。结果见表 4-46。表明骨质疏松胶囊对去卵巢骨质疏松大鼠体重具有明显的降低作用。

表 4-46 骨质疏松胶囊对去卵巢骨质疏松大鼠体重的影响

组别	剂量（g/kg）	给药前（g）	给药 12 周（g）
假手术对照组	—	286.20±16.19	357.10±19.15**
模型对照组	—	286.00±13.51	394.80±21.20
仙灵骨葆阳性对照组	2	285.80±16.47	372.60±22.51*
骨质疏松胶囊高剂量组	4	287.20±18.25	370.30±21.63*
骨质疏松胶囊中剂量组	2	289.70±13.17	373.80±20.22*
骨质疏松胶囊低剂量组	1	289.20±16.47	380.90±20.22

注：与模型对照组比较，*$P<0.05$，**$P<0.01$。

模型对照组大鼠骨密度值显著低于假手术对照组（$P<0.001$），骨质疏松胶囊中、高剂量组骨密度值显著高于模型对照组（$P<0.05$），结果见表 4-47。表明骨质疏松胶囊能显著提高去卵巢骨质疏松大鼠的骨密度值，有效改善骨密度。

表 4-47 骨质疏松胶囊对去卵巢骨质疏松大鼠骨密度的影响

组别	剂量（g/kg）	骨密度（g/cm^2）
假手术对照组	—	0.187±0.007*
模型对照组	—	0.177±0.008
仙灵骨葆阳性对照组	2	0.186±0.009*
骨质疏松胶囊高剂量组	4	0.185±0.009*
骨质疏松胶囊中剂量组	2	0.184±0.006*
骨质疏松胶囊低剂量组	1	0.182±0.007

注：与模型对照组比较，*$P<0.05$。

模型对照组大鼠血清雌二醇含量显著低于假手术对照组（$P<0.001$）。骨质疏松胶囊中、高剂量组血清雌二醇含量显著高于模型对照组（$P<0.05$ 或 $P<0.01$），结果见表 4-48。结果表明骨质疏松胶囊能提高去卵巢模型大鼠血清雌二醇水平；模型对照组血清钙、磷含量与各组比较无显著性差别。

表 4-48 骨质疏松胶囊对去卵巢骨质疏松大鼠血清雌二醇、钙、磷含量的影响

组别	剂量（g/kg）	雌二醇（pg/ml）	钙（mmol/L）	磷（mmol/L）
假手术对照组	—	40.80±4.27***	2.10 ±0.09	1.80±0.26
模型对照组	—	24.14±3.08	2.03±0.05	1.60±0.22
仙灵骨葆阳性对照组	2	29.33±3.64**	2.02±0.17	1.57±0.27
骨质疏松胶囊高剂量组	4	35.70±4.19**	1.95±0.16	1.60±0.2
骨质疏松胶囊中剂量组	2	30.80±3.87*	1.95±0.15	1.60±0.34
骨质疏松胶囊低剂量组	1	27.70±3.89	1.93±0.18	1.67±0.25

注：与模型对照组比较，*$P<0.05$，**$P<0.01$，***$P<0.001$。

模型对照组大鼠血清抗酒石酸酸性磷酸酶5b活性、血清骨碱性磷酸酶活性显著高于假手术对照组（$P<0.05$ 或 $P<0.01$）；骨质疏松胶囊中、高剂量组大鼠血清抗酒石酸酸性磷酸酶5b活性、血清骨碱性磷酸酶活性显著低于模型对照组（$P<0.05$ 或 $P<0.01$），结果见表4-49。表明骨质疏松胶囊可抑制破骨细胞，使骨吸收减弱；增强成骨细胞活性，使骨形成增加。

表4-49　骨质疏松胶囊对去卵巢骨质疏松大鼠血清生化标志物的影响

组别	剂量（g/kg）	抗酒石酸酸性磷酸酶5b（μg/L）	骨碱性磷酸酶（pg/ml）
假手术对照组	—	339.52±6.61*	1.45±0.14**
模型对照组	—	379.82±3.02	1.62±0.12
仙灵骨葆阳性对照组	2	345.02±5.99*	1.44±0.14**
骨质疏松胶囊高剂量组	4	339.90±3.43*	1.41±0.16**
骨质疏松胶囊中剂量组	2	343.62±4.59*	1.45±0.17*
骨质疏松胶囊低剂量组	1	350.09±3.72	1.51±0.21

注：与模型对照组比较，*$P<0.05$，**$P<0.01$。

【说明】 本实验研究显示，骨质疏松胶囊能显著降低去卵巢骨质疏松大鼠的体重；提高去卵巢模型大鼠血清雌二醇水平，推测本品具有雌激素样活性，对机体雌激素的缺乏有补偿作用；显著提高去卵巢骨质疏松大鼠骨密度值，能够有效地改善骨密度。骨形成和骨吸收的生化标志物是反映骨转换的重要参数。骨碱性磷酸酶为骨形成的指标，抗酒石酸酸性磷酸酶5b为骨吸收指标，大鼠去卵巢后骨吸收指标及形成指标均升高，但骨吸收大于骨形成，最后出现高转换型骨质疏松，本实验连续给药12周中、高剂量骨质疏松胶囊组骨碱性磷酸酶、抗酒石酸酸性磷酸酶5b均降低，提示骨质疏松胶囊可抑制骨吸收、促进骨形成。

编写人员：张宁、黄思瑶、袁琼、李跃进、王志恒

主要参考文献

白启强，2013. 现代中药药理学[M]. 北京：科学技术文献出版社.

陈奇，2011. 中药药理研究方法学[M]. 第 3 版. 北京：人民卫生出版社.

陈学习，2010. 脾虚证动物模型复制方法研究概况、评价与思考[J]. 中国当代医药，17（33）：5-6，47.

段永红，2015. 谈谈营养素与补益类中药[J]. 中医临床研究，7（8）：145-146.

樊凯芳，赵建平，冯振宇，2013. 玉屏风散传统饮片汤剂与配方颗粒汤剂对免疫抑制小鼠 IL-2、IFN-γ 影响的实验研究[J]. 山西中医，29（2）：39-40.

樊凯芳，赵建平，冯振宇，2013. 玉屏风散配方颗粒汤剂与传统饮片汤剂对免疫抑制小鼠 T 细胞亚群影响的比较[J]. 中国中医急症，22（4）：550-551.

冯振宇，马小娟，孟霜，等，2016. 风湿宁胶囊对 RA 兔滑膜组织病理学的影响[J]. 中药材，(12)：2867-2870.

高月，2019. 有毒中药的毒效关系研究[J]. 中国药理学与毒理学杂志，33（9）：655-656.

胡亚男，2014. 麻黄汤发汗作用的实验研究方法概况[J]. 中国中医药科技，21（2）：223.

胡亚楠，2016. 中药苦味与清热解毒、活血化瘀功效关系生物网络机制研究[D]. 北京：北京中医药大学.

贾天柱，许枬，史辑，2017. 炮制引起中药药性及功用的变化[J]. 世界科学技术-中医药现代化，19（3）：450-457.

姜云耀，孙明谦，马博，等，2018. 组学技术在现代中药药理研究中的应用与思考[J]. 世界科学技术-中医药现代化，20（8）：1287-1295.

李斌，2008. 青蒿素酯抗炎与抗菌增敏作用在其保护细菌脓毒症模型小鼠中的作用及机制研究[D]. 重庆：第三军医大学.

李东晓，吴瑕，王强，等，2008. 内毒素所致 Beagle 犬温病模型的研究[J]. 中药药理与临床：24（5）：74.

李垚，陈学进，2019. 医学实验动物学[M]. 上海：上海交通大学出版社.

李玉洁，李雪莹，陈莹莹，等，2020. 竹叶石膏汤改善 2 型糖尿病大鼠记忆功能衰退症状的作用机制[J]. 中国老年学杂志，40（21）：4611-4616.

李志东，刘忠华，刘香梅，等，2008. 禽流感 H5N1 亚型病毒感染 ICR 小鼠的动物模型[J]. 中国实验动物学报，16（2）：91-94.

凌峰，段徐，杨建敏，等，2007. 吴茱萸次碱对异丙肾上腺素致心肌缺血损伤及心律失常的作用[J]. 中华中医药学刊，(11)：2244-2245.

刘恩岐，2014. 人类疾病动物模型[M]. 第 2 版. 北京：人民卫生出版社：332-334.

刘悦，2011. 药性起源与“四气”药理说嬗变的医史学研究[D]. 北京：中国中医科学院.

罗佳波，刘国清，2005. 麻黄汤对小鼠的发汗作用[J]. 中医药期刊，23（11）：1945-1946.

秦旭华，李祖伦，2008. 川白芷总香豆素治疗偏头痛的部分药效学研究[J]. 四川中医，26（6）：4.

仇丽霞，刘玉秀，罗天娥，2018. 医学统计学[M]. 第 3 版. 北京：中国协和医科大学出版社.

邵义祥，2018. 实验动物学基础[M]. 南京：东南大学出版社.

施伟，张亚琦，宋伟，等，2019. 不同日龄雏鸭建立鸭乙型肝炎病毒感染模型的比较研究[J]. 牡丹江医学院学报，40（1）：16-19，12.

施懿凌，杨雯娟，陈海滨，等，2020. 建立脂肪肝动物模型的实验研究[J]. 医学动物防制，36（2）：156-158，162，206.
史周华，何雁，2017. 中医药统计学与软件应用[M]. 第 2 版. 北京：中国中医药出版社.
孙海伟，史馨瑾，陈艳艳，等，2019. A 型流感病毒感染 BALB/c 小鼠炎症模型的建立[J]. 中国实验动物学报，27（5）：571-576.
孙瑞元，郑青山，2004. 数学药理学新论[M]. 北京：人民卫生出版社.
万宇翔，2017. 银莱汤对干酵母致热大鼠的解热机制研究[D]. 北京：北京中医药大学.
汪选斌，陆金健，2019. 中药药理规范研究的思考[J]. 世界科学技术-中医药现代化，21（9）：1846-1854.
王秋红，杨欣，李雪磊，等，2015. 基于蛋白质组学的附子、干姜和花椒的性味研究[J]. 世界中医药，10（12）：1824-1836.
王璇，徐斌，2020. 2 型糖尿病周围神经病变动物模型的建立及检测指标分析[J]. 中国医学科学院学报，42（5）：658-666.
徐伟超，贾蕊，李渡斌，等，2012. 中药归经现代实验研究的原理、方法及存在的问题[J]. 中医杂志，53（19）：1629-1631.
闫蓉，张雪，何国荣，等，2016. 中药“毒”与“效”的科学内涵及物质基础探索[J]. 世界科学技术-中医药现代化，18（5）：735-739.
严亚锋，侯建平，张恩户，等，2017. 清热药抗病毒作用的文献再评价[J]. 中药药理与临床，33（4）：220-224.
晏峻峰，占艳，2018. 医药信息处理与分析[M]. 北京：人民邮电出版社.
杨中良，杨秀云，李剑，等，2014. 代谢组学分析技术在中药毒理研究中的应用[J]. 中国现代中药，16（8）：681-684.
张蓓，2019. 基于隐喻认知的中药生熟异用理论研究[D]. 北京：北京中医药大学.
张宏，甘雨，乔敏，等，2011. 大鼠被动皮肤过敏试验检测方法的探讨[J]. 实验动物科学，28（6）：26-28.
张宏，谷伟玲，2020. 中药炮制对其化学成分及临床应用的作用探讨[J]. 当代化工研究，（19）：167-168.
张玲，赵建平，张美玲，等，2005. 抗病毒胶囊药效学试验研究[J]. 中成药，（11）：1301-1304.
张贤梅，江波，孙勤国，2017. 糖尿病实验动物模型的研究进展[J]. 中西医结合研究，9（2）：101-104.
赵际勐，2012. 中国近代中药药理学简史[D]. 北京：中国中医科学院.
赵建平，高继宁，赵怡蕊，等，2010. 骨质疏松胶囊对实验性大鼠骨质疏松症的药效学研究[J]. 光明中医，25（12）：2198-2200.
赵建平，高继宁，赵怡蕊，2011. 骨质疏松胶囊对大鼠骨质疏松症骨密度的影响[J]. 山西医药杂志（下半月刊），40（3）：211-212.
赵建平，张玲，2004. 风湿宁胶囊的镇痛消炎实验[J]. 中成药，（3）：71-72.
郑小菲，朱娟芳，王素苹，等，2020. 采用他克莫司建立免疫抑制小鼠模型[J]. 河南医学研究，29（27）：4995-4998.